理学療法NAVI

# この30題で
# 呼吸理学療法に強くなる

高橋仁美 著
国際医療福祉大学保健医療学部教授

New
Approach for
Various
Issues

医学書院

【著者紹介】

高橋 仁美(たかはし ひとみ)
1983年3月社会医学技術学院理学療法学科卒業. 同年4月より市立秋田総合病院
勤務, 1993年4月より同理学診療科主任, 2002年4月同リハビリテーション科副
技師長, 2006年4月より同リハビリテーション科技師長. 2011年3月秋田大学大
学院医学系研究科医学専攻博士課程修了[博士(医学)]. 2020年4月より国際医療
福祉大学保健医療学部教授. 専門理学療法士(内部障害), 専門理学療法士(運動
器), 認定理学療法士(呼吸).「動画でわかる 呼吸リハビリテーション」(中山書
店),「フィジカルアセスメント徹底ガイド 呼吸」(中山書店),「臨床アプローチ
急性期呼吸理学療法」(メジカルビュー社)など著書多数.


〈理学療法NAVI〉
この30題で呼吸理学療法に強くなる

発　　行　　2017年10月15日　第1版第1刷©
　　　　　　2021年 2月15日　第1版第2刷
著　　者　　高橋仁美
発行者　　株式会社　医学書院
　　　　　　代表取締役　金原　俊
　　　　　　〒113-8719　東京都文京区本郷1-28-23
　　　　　　電話　03-3817-5600(社内案内)
印刷・製本　アイワード

本書の複製権・翻訳権・上映権・譲渡権・貸与権・公衆送信権(送信可能化権
を含む)は株式会社医学書院が保有します.

ISBN978-4-260-03261-2

本書を無断で複製する行為(複写, スキャン, デジタルデータ化など)は,「私
的使用のための複製」など著作権法上の限られた例外を除き禁じられています.
大学, 病院, 診療所, 企業などにおいて, 業務上使用する目的(診療, 研究活
動を含む)で上記の行為を行うことは, その使用範囲が内部的であっても, 私的
使用には該当せず, 違法です. また私的使用に該当する場合であっても, 代行
業者等の第三者に依頼して上記の行為を行うことは違法となります.

JCOPY 〈出版者著作権管理機構　委託出版物〉
本書の無断複製は著作権法上での例外を除き禁じられています.
複製される場合は, そのつど事前に, 出版者著作権管理機構
(電話 03-5244-5088, FAX 03-5244-5089, info@jcopy.or.jp)の
許諾を得てください.

＊「理学療法NAVI」は株式会社医学書院の登録商標です.

## シリーズ刊行にあたって

## 「理学療法 NAVI シリーズ」のねらい
### (New Approach for Various Issues)

今日，多くの理学療法課程を学ぶ学生が存在し，新人理学療法士もまた急増している．一人ひとりの学生や新人にとってみれば，学ぶべき医学的事項は飛躍的に増加し，膨大化する情報は錯綜している．このような状況においては，真に必要で価値のある基本的な知識と新しい技術の修得が求められる．ここでの NAVI はナビゲーション(航海術)を表しており，情報の大海のなかで座礁することなく海路を拓いてゆくための方略である．

本「理学療法 NAVI シリーズ」は，理学療法，リハビリテーション医療において，きわめて基本的で不可欠な情報を厳選して示すことで，この世界に踏み出そうとするフロンティアのための水先案内人となることを志向している．

2016 年 9 月

首都大学東京・教授　網本　和

## はじめに

　本書「この30題で呼吸理学療法に強くなる」は，臨床に出たばかりの新人や臨床の魅力や怖さがわかってきた数年目の若手理学療法士の心強い味方となるよう企画された《理学療法NAVI》シリーズの新刊です．

　何事にも通じることですが，筆者は理学療法の臨床において，自分の頭で考え，判断できるようになるには，なぜ？　どうして？　と深く考え，そして，本当に納得することによって身につく知識が必要と考えています．現代は，インターネット社会ということもあり，情報があふれており，「答え」が欲しければすぐに得られます．そのためか，安直に「答え」のみを欲しがる傾向もあると思います．結論を急ぐことを否定するつもりはありませんが，話をちょっと聞いたり，本をちらっと読んだり，インターネットをちょっと見たりすることで，「わかった」とする解決法は，少し安易ではないでしょうか．これは，「わかった」のではなく，「わかったつもり」であって，知識はあやふやなレベルにあるわけです．「なるほどそうか」などと，「腹の底から納得できた，理解できた」という感覚を得ることが重要と考えます．

　本書は「呼吸の基礎知識」，「呼吸アセスメント」，「呼吸ケア」の3章（各章10項目），30項目で構成されています．項目のすべてを問題形式として，それぞれ前半は筆者の分身ともいえる「エキスパートPT」と入職数年目で呼吸理学療法にいまいち自信のもてない「ビギナーPT」との会話でのやり取り，後半は解説というスタイルにしました．筆者なりの力作で，「腑に落ちる」という感覚に至るまでを丁寧に書いたつもりです．ぜひ，楽しく，おもしろく，読んでいただき，自分の頭で考え，判断できる理学療法士になるための一助にしていただければと思います．

　この本の誕生のきっかけは，医学書院の伍井さゆりさんの「新人や若手の理学療法士向けに，呼吸理学療法の分野について，読み物としてもおもしろい本を単著で作ってみませんか？」という熱心な勧めでした．さらに，一つひとつの作品が完成するまでの間には，伍井さんから「会話のやり取りがおもしろい」，「なるほど，目から鱗です」などといった励ましのお言葉をいただきました．こうしたご協力がなければ，この本が世に出ることはなかったでしょう．

ご尽力に心から感謝申し上げます．本当にありがとうございました．

　そして，最後に，いつも暖かく支えてくれる家族，幸子，佳子，朋子にこの本を捧げたいと思います．

2017 年 10 月

高橋仁美

## 目次

# I 呼吸の基礎知識

Question **1** 肺の換気でみる効率のよい呼吸とは？ ★ ............ 2

Question **2** 閉塞性疾患の吸気性呼吸困難と呼気性呼吸困難の違いは？ ★ ....... 7

Question **3** 誤嚥性肺炎は左右どちらの肺に起こりやすい？ ★ ....... 12

Question **4** 体表解剖から肺の構造を立体的に理解しよう！ ★ ...... 18

Question **5** 胸部 X 線写真から無気肺か胸水かを判断しよう！ ★★ ...... 27

Question **6** スパイロメータから換気障害を判定し，
呼吸障害の程度を予測しよう！ ★ ............ 35

Question **7** フローボリューム曲線から疾患を考えよう！ ★ ...... 42

Question **8** 動脈血二酸化炭素分圧は肺胞換気量で変わる？ ★★ ....... 49

Question **9** チアノーゼの際の動脈血酸素飽和度は？ ★★ ....... 55

Question **10** 酸素ボンベの使用可能時間を算出しよう！ ★★ ....... 63

# II 呼吸アセスメント

Question **11** 息切れと呼吸困難に区別はある？ 評価はどうするの？ ★ ...... 70

Question **12** 呼吸数と $SpO_2$ から評価しよう！ ★ ....... 80

Question **13** COPD の気管短縮はなぜ起こる？ ★★ ....... 85

Question **14** 吸気時に肋間や季肋部が陥凹する現象を何という？ ★ ....... 90

vii

Question **15** 頸静脈の怒張から病態を考えよう! ★ ·········· 95

Question **16** 聴診の際の背側下肺野の"パリパリ"音の正体は? ★ ·········· 101

Question **17** 打診で下側肺障害の障害領域を推測できる? ★★ ·········· 112

Question **18** 動脈血液ガス分析のデータから病態を推測しよう! ★★ ·········· 119

Question **19** 酸素吸入下での血液ガスデータ, どう解釈する? ★★ ·········· 128

Question **20** 血液ガスデータから酸塩基平衡障害を判定しよう! ★★★ ·········· 136

## Ⅲ 呼吸ケア

Question **21** 鼻カニュラで酸素吸入,
呼吸パターンによって吸入気酸素濃度は変化する? ★★ ·········· 148

Question **22** 急性増悪の COPD 患者, 酸素流量を増やすことでのリスクは? ★ ·········· 154

Question **23** Ⅱ型呼吸不全の安定期にある患者の酸素流量は
必要最低限が適切? ★★★ ·········· 161

Question **24** 吸入気酸素濃度 100%で, $SpO_2$ 98%をどう判断する? ★★★ ·········· 168

Question **25** COPD の急性増悪, 酸素療法で改善が今ひとつ, どうする? ★ ·········· 176

Question **26** 人工呼吸中の呼吸理学療法はどうする?
人工呼吸器設定の変更, 知識ある? ★★★ ·········· 184

Question **27** 人工呼吸器からのウィーニング, どのようなアプローチがされる? ★★ ·········· 195

Question **28** 横隔膜呼吸ができない患者, どうすればいい?
呼吸困難軽減のコンディショニング, ほかには? ★ ·········· 204

Question **29** 労作時の息切れの症状が強い COPD 患者,
運動療法は行ってはいけない? ★ ·········· 214

Question **30** COPDの治療管理，身体活動性の向上が重要なのはなぜ？ ★★★ ･････ 224

索引 ･････････････････････････････････････････････････････････････････ 235

> **登場人物**
>
>  **エキスパートPT**　理学療法士歴30余年．呼吸に関することなら何でもござれ．忙しく臨床に携わる傍ら，研究もこなしてしまうザ・エキスパート．「呼吸理学療法はすべての理学療法士にとって必修科目！」をスローガンに，今日も後進の指導に熱を入れている．
>
>  **ビギナーPT**　ともに理学療法士歴3年目．総合病院のリハビリテーション部で日々たくさんの患者さんに理学療法を行っているが，呼吸理学療法にはいまいち自信がもてない…．今回，一念発起してエキスパートPTのもとに弟子入りした．
>
> **各Questionのレベルの目安**
> - ★　　ここだけはとりあえず押さえよう
> - ★★　ここがわかれば失敗は少なくなるはず
> - ★★★　自信をもって呼吸理学療法に臨もう

## 略語一覧

**記号・数字**

**%FEV$_1$**　percent predicted FEV$_1$（対標準 1 秒量）
**%VC**　% vital capacity（%肺活量）
**6 MWT**　6 minutes walking test（6 分間歩行試験）

**A**

**A-aDO$_2$**　alveolar-arterial oxygen difference（肺胞気動脈血酸素分圧較差）
**ADL**　activities of daily living（日常生活活動）
**ADO**　Age, Dyspnea, Obstruction
**AMPK**　AMP-activated protein kinase（AMP 活性化プロテインキナーゼ）
**ARDS**　acute respiratory distress syndrome（急性呼吸促迫症候群）
**ATS**　American Thoracic Society（アメリカ胸部疾患学会）

**B**

**BE**　base excess（ベースエクセス）
**BI**　Barthel index（バーセル指数）
**bilevel PAP**　bilevel positive airway pressure（二相式気道陽圧）
**BMI**　body mass index（体格指数）
**BODE**　BMI, airflow obstruction, dyspnea, exercise capacity

**C**

**CMV**　controlled mechanical ventilation（調節機械呼吸）
**COPD**　chronic obstructive pulmonary disease（慢性閉塞性肺疾患）
**CP angle**　costophrenic angle（肋骨横隔膜角）
**CPAP**　continuous positive airway pressure（持続性気道陽圧）
**CRP**　C-reactive protein（C 反応性蛋白質）

**D・E**

**DPB**　diffuse panbronchiolitis（びまん性汎細気管支炎）
**EEP**　end expiratory position（安静呼気位）
**EIH**　exercise induced hypoxemia（運動誘発性低酸素血症）
**EIP**　end inspiratory position（安静吸気位）
**EPAP**　expiratory positive airway pressure（呼気気道陽圧）
**ERV**　expiratory reserve volume（予備呼気量）
**ES**　effect size（効果量）
**EVC**　expiratory vital capacity（呼気肺活量）

**F**

**F$_A$CO$_2$**　alveolar fractional concentration of carbon dioxide（肺胞気二酸化炭素濃度）
**FEV$_1$**　expiratory volume in one second（1 秒量）
**FEV$_1$%**　percentage of expiratory volume in one second（1 秒率）
**F$_I$O$_2$**　fractional concentration of inspired oxygen（吸入気酸素濃度）
**FRC**　functional residual capacity（機能的残気量）

**FVC** forced vital capacity（努力肺活量）

## H

**HOT** home oxygen therapy（在宅酸素療法）
**HR** heart rate（心拍数）
**HRmax** heart rate max（最大心拍数）
**HRQOL** health-related QOL（健康関連 QOL）
**HRR** heart rate reserve（心拍数予備）

## I

**IC** inspiratory capacity（最大吸気量）
**ICU** intensive care unit（集中治療室）
**ICU-AD** ICU-acquired delirium（ICU 関連せん妄）
**ICU-AW** ICU-acquired weakness（ICU 関連筋力低下）
**IL-6** interleukin-6（インターロイキン 6）
**IPAP** inspiratory positive airway pressure（吸気気道陽圧）
**IPF** idiopathic pulmonary fibrosis（特発性肺線維症）
**IPPV** intermittent positive pressure ventilation（間欠的陽圧換気療法）
**IPPV** invasive positive pressure ventilation（侵襲的陽圧換気療法）
**ISWT** incremental shuttle walking test（漸増シャトルウォーキングテスト）
**IVC** inspiratory vital capacity（吸気肺活量）

## M

**MEP** maximal expiratory position（最大呼気位）
**MIP** maximal inspiratory position（最大吸気位）
**mMRC** modified British Medical Research Council Scale（修正 MRC 息切れスケール）

## N

**NPPV** noninvasive positive pressure ventilation（非侵襲的陽圧換気療法）
**NYHA** New York Heart Association（ニューヨーク心臓協会）

## P

**PaCO$_2$** pressure arterial carbon dioxide（動脈血二酸化炭素分圧）
**PaO$_2$** pressure arterial oxygen（動脈血酸素分圧）
**PCV** pressure controlled ventilation（圧規定換気）
**peak V̇O$_2$** peak oxygen consumption（最高酸素摂取量）
**PEEP** positive end expiratory pressure（呼気終末陽圧）
**pH** potential hydrogen（水素イオン指数）
**PIO$_2$** pressure inspiratory oxygen（吸入気酸素分圧）
**PNF** proprioceptive neuromuscular facilitation（固有受容性神経筋促通法）
**PSV** pressure support ventilation（プレッシャーサポート換気）

## Q・R

**Q̇** （血流量）
**RCT** randomized controlled trial（ランダム化比較試験）
**RPE** rating of perceived exertion（自覚的運動強度）

**RV** residual volume(残気量)

**S**

**SaO₂** arterial oxygen saturation(動脈血酸素飽和度)
**SARS** severe acute respiratory syndrome(重症急性呼吸器症候群)
**SAT** spontaneous awakening trial(自発覚醒トライアル)
**SBP** systolic blood pressure(収縮期血圧)
**SGRQ** St. George's Respiratory Questionnaire
**SIMV** synchronized intermittent mandatory ventilation(同期式間欠的強制換気)
**SpO₂** percutaneous oxygen saturation(経皮的動脈血酸素飽和度)

**T**

**TDR** target dyspnea rate(目標呼吸困難スコア)
**TLC** total lung capacity(全肺気量)
**TNF-α** tumor necrosis factor-α(腫瘍壊死因子 α)

**V**

**V$_A$** alveolar volume(肺胞気量)
**V̇$_A$** alveolar ventilation/minute(分時肺胞換気量)
**VAS** Visual Analogue Scale(視覚的アナログスケール)
**VC** vital capacity(肺活量)
**V̇CO₂** carbon dioxide output volume(二酸化炭素排出量)
**VCV** volume controlled ventilation(量規定換気)
**V$_D$** volume of physiologic dead space(解剖学的死腔)
**V̇$_E$** volume of expired gas(分時換気量)
**V$_T$** volume of tigal gas(1 回換気量)

# Ⅰ　呼吸の基礎知識

# Question 1

1回換気量が 300 mL で呼吸数 25 回/分と，1回換気量が 750 mL で呼吸数が 10 回/分では，どちらが効率のよい呼吸といえるでしょうか？

**エキスパート PT**

さあ，まず第1問！ 私たちは安静時で，だいたいペットボトル1本分，つまり約 500 mL の1回換気量($V_T$)で呼吸していますよね．それよりも浅く吸って 300 mL で1分間に 25 回の呼吸をしたときと，750 mL と深く吸って1分間に 10 回呼吸したときとで，呼吸の効率を比較してみようっていう問題です．

**ビギナー PT**

1分間の換気量は，浅くて速い呼吸では 300 mL×25 回＝7,500 mL で，深くてゆっくりした呼吸は 750 mL×10 回＝7,500 mL ですよね？ どちらも同じじゃないでしょうか？

**エキスパート PT**

確かに，1分間の換気量である分時換気量($\dot{V}_E$)はどちらも 7,500 mL ですよね．ですが，私たちが行っている呼吸が効率よく行われるためには，ガス交換が良好に行われていることが大切なんです．このガス交換の判定には，実際に肺胞に達してガス交換に関係する量，つまり肺胞換気量($\dot{V}_A$)が重要な因子の1つになっています．

**ビギナー PT**

あっ！ 思い出しました．解剖学的死腔($V_D$)はガス交換に関係していないんですよね？

**エキスパート PT**

そのとおり☆ 私たちが普通に安静呼吸している場合の $\dot{V}_E$ は 500 mL ×15＝7,500 mL くらいなんですが，$V_T$＝500 mL のうちの約 150 mL は $V_D$ であることを考える必要があるんです．つまり，実際にガス交換に関与する肺胞気量は，500 mL－150 mL＝350 mL で，呼吸数を 15 回/分で計算すると，$\dot{V}_A$ は 350 mL×15 回＝5,250 mL となります．こ

れがガス交換に関係している量ということになりますよね.
　…ということで，もう一度，問題を考えてみてください.

**ビギナー PT**

　それぞれの $\dot{V}_A$ を計算するんですね．浅くて速い呼吸は$(300\,mL - 150\,mL) \times 25\,回 = 3,750\,mL$ で，深くてゆっくりした呼吸は$(750\,mL - 150\,mL) \times 10\,回 = 6,000\,mL$ になります．

　えっ！！ 1分間に空気を吸ったり吐いたりする量である $\dot{V}_E$ は，どちらも $7,500\,mL$ と同じなのに，肺胞でガス交換されている量である $\dot{V}_A$ は $6,000\,mL$ と $3,750\,mL$ なので，$2,250\,mL$ も差があるんですか！びっくりです．つまり，正解は1回換気量が $750\,mL$ で呼吸数が $10$ 回/分のほうが効率のよい呼吸ということになると思います．

**エキスパート PT**

　正解です☆　一般的にも「浅くて速い呼吸」よりも「深くてゆっくりした呼吸」のほうがよいといわれていますよね．この理由にもなるわけですが，$\dot{V}_A$ が低下していることは，それだけ無駄な呼吸である死腔換気をしていることになります．このような呼吸では，二酸化炭素の排泄がうまくいかず，高二酸化炭素血症が起こることにもつながりかねません．

**ビギナー PT**

　高二酸化炭素血症ですか……．う〜ん，ちょっと難しくなってきました(汗).

**エキスパート PT**

　肺胞換気量と二酸化炭素分圧との関係についてはまた別の機会に考えてみましょう(Question 8).

---

**正解**　1回換気量が $750\,mL$ で呼吸数が $10$ 回/分の深くてゆっくりした呼吸のほうが，効率がよい．

# 解説：肺の構造と肺胞換気量

　呼吸には，外呼吸(肺で行われるガス交換)と内呼吸(細胞でのガス交換)があります．普通，呼吸という場合には外呼吸のことを意味します．ガス(空気)の通路は，気道とガス交換を行う肺胞とで構成されています．気道はさらに鼻腔，咽頭，喉頭までの上気道と，気管，気管支，細気管支から構成される下気道とに分けることができます(図 1-1)．

　気管支は 16 回分岐を繰り返して終末細気管支に至り，さらに第 17～19 分岐の呼吸細気管支，そして肺胞管から第 23 分岐の肺胞嚢へと，さらに肺胞へ達します．下気道の最末端は，解剖学的には呼吸細気管支ですが，呼吸細気管支の周囲は少数の肺胞が付着した呼吸部となっておりガス交換機能をもちます．つまり，鼻腔から第 16 分岐の終末細気管支までは単にガスの通り道であり，ガス交換には何ら関与していません(図 1-2)．この容量は約 150 mL あり，解剖学的死腔($V_D$)といわれています．

　この $V_D$ と肺胞換気量($\dot{V}_A$)の関係を図 1-3 に示しました．死腔量というのはどのような呼吸パターンであっても 150 mL であり変化しません．しかし，呼

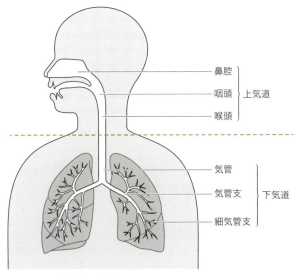

図 1-1　上気道と下気道

| 気道 | | | 気道分岐次数 |
|---|---|---|---|
| 気道部分 | | 気管 | 0 |
| | 気管支 | 主気管支 | 1 |
| | | 葉気管支 | 2 |
| | | 区域気管支 | 3 |
| | | 亜区域気管支 | 4 |
| | 細気管支 | 小気管支 | 5 |
| | | 細気管支 | 〜 |
| | | 終末細気管支 | 16 |
| ガス交換部分 | 呼吸細気管支 | | 17 |
| | | | 18 |
| | | | 19 |
| | 肺胞管 | | 20 |
| | | | 21 |
| | | | 22 |
| | 肺胞嚢 | | 23 |

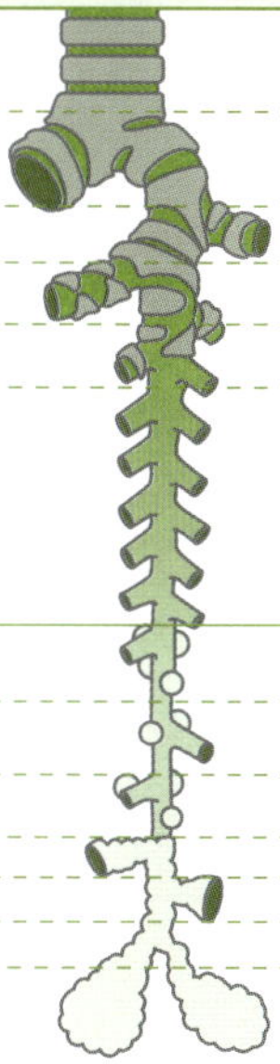

図 1-2 気道部分とガス交換部分

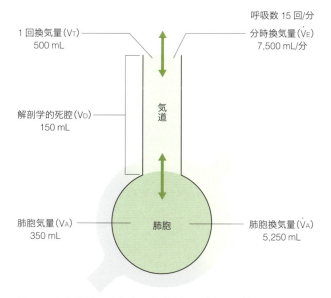

図 1-3 解剖学的死腔($V_D$)と肺胞換気量($\dot{V}_A$)の関係

表 1-1　呼吸パターンによるガス交換の効率の変化

| | 1回換気量：<br>$V_T$<br>(mL) | 呼吸数：<br>RR<br>(回/分) | 分時換気量：<br>$\dot{V}_E = V_T \times RR$<br>(mL) | 死腔量：<br>$V_D$<br>(mL) | 肺胞気量：<br>$V_A = V_T - V_D$<br>(mL) | 肺胞換気量：<br>$\dot{V}_A = V_A \times RR$<br>(mL) |
|---|---|---|---|---|---|---|
| 浅く速い呼吸 | 300 | 25 | 7,500 | 150 | 150 | 3,750 |
| 普通の安静呼吸 | 500 | 15 | 7,500 | 150 | 350 | 5,250 |
| 深くゆっくりした呼吸 | 750 | 10 | 7,500 | 150 | 600 | 6,000 |

　吸パターンの変化によって，肺胞換気量には違いが生じます．表 1-1 には再度，1 回換気量が 300 mL で呼吸数 25 回/分，同様に 500 mL で 15 回/分，750 mL で 10 回/分，それぞれの分時換気量($\dot{V}_E$)，肺胞気量($V_A$)，肺胞換気量($\dot{V}_A$)を提示しました．この表からもわかるように分時換気量が同じであっても，ゆっくりと深く息を吸ったり吐いたりする呼吸方法は，肺胞換気量が多く，効率よくガス交換ができることが理解できると思います．

# Question 2

閉塞性肺疾患の吸気性呼吸困難と呼気性呼吸困難，それぞれの呼吸困難を起こす病態について説明してください．

**エキスパート PT**

　呼吸困難とは，総じて「呼吸がしづらい」，「息が苦しい」，「息が詰まる感じ」，「空気を吸い込めない感じ」などの主観的症状で，呼吸をする際の不快感，努力感などの自覚症状のことをいいます．さて，吸気性呼吸困難と呼気性呼吸困難を説明できますか？

**ビギナー PT**

　呼吸困難には吸気性と呼気性があるということですか？　知りませんでした…（汗）．でも，呼吸困難が，吸気時に出現するのが吸気性呼吸困難で，呼気時に出現するのは呼気性呼吸困難だと思います．

**エキスパート PT**

　そうですね．閉塞性肺疾患では，気道閉塞や狭窄のために換気障害が起こり，呼吸困難が生じます．気道閉塞や狭窄は，気道抵抗を上昇させます．換気量を維持するためには，気道抵抗が上昇したぶん，より多くの呼吸努力が必要となり，呼吸困難が生じるわけですね．
　さて，ここでちょっとヒントです☆　気道は，上気道と下気道に分類されますよね…．

**ビギナー PT**

　はい．上気道は声帯まで，声帯より末梢は下気道です．
　あっ!!　喉頭や頸部気管などの上気道の閉塞や狭窄がある場合と，胸郭内の下気道に閉塞や狭窄がある場合とで異なるんですね．

**エキスパート PT**

　いいですね．では，上気道，つまり胸郭外の狭窄では，吸気性，呼気性，どちらの呼吸困難が起きて，下気道，つまり胸郭内の狭窄ではどちらになると思いますか？

**ビギナー PT**

　確か，COPDは，気管支がつぶれてしまって，うまく息が吐けなくなるはずなので，呼気性呼吸困難といっていいと思います．ですので，下気道の狭窄では呼気性呼吸困難が出現します．反対に上気道の狭窄では吸気性呼吸困難が起きると思います．

**エキスパート PT**

　そういうことですね．通常の私たちの安静呼気は受動的に行われ，上気道は陽圧になるので広がりますが，下気道は肺の弾性力によって狭くなる方向に働いています．努力呼出すると，呼気筋の働きによって胸腔内スペースは急速に狭くなり，胸腔内圧が著しく上昇し，下気道は気道抵抗が増加して呼気時にはより狭窄するようになります．つまり，下気道である胸郭内に狭窄があると呼気時の狭窄が増強され，呼気性呼吸困難が生じやすくなります．

　一方，吸気では下気道は胸腔内圧が陰圧になるため広がりますが，上気道の内圧は陰圧になるので狭窄する方向に働きます．つまり，上気道である胸郭外に狭窄が存在する場合には，圧力関係は下気道の場合とまったく逆になり，吸気時に周囲の組織の圧より陰圧になるため気道狭窄が強調され，気道抵抗は吸気時に上昇して，吸気性呼吸困難が出現しやすいというわけです．

**ビギナー PT**

　わかりました！　下気道の狭窄では呼気時に気道抵抗が上昇し，逆に上気道の狭窄では吸気時に気道抵抗が上昇するので，それぞれ呼気性呼吸困難，吸気性呼吸困難が現れるということですね．

　ところで，呼吸困難のほかに上気道と下気道の狭窄の違いによる特徴的な症状はあるんでしょうか？

**エキスパート PT**

　連続性の喘鳴も特徴的ですね．喘鳴とは聴診器を使用しなくても聴取される，口笛が鳴るのと同じ機序で出現する呼吸音です．下気道の狭窄（胸腔内気道狭窄）では呼気時に，上気道の狭窄（胸腔外気道狭窄）では吸気時に確認できるのが一般的です．ちなみに下気道狭窄では呼気性喘鳴であるwheezeが，上気道狭窄では吸気性喘鳴であるstridorがそれぞれ聴取されます．

**ビギナー PT**

下気道の狭窄では呼気性喘鳴，上気道の狭窄では吸気性喘鳴ですね．

**エキスパート PT**

そうです．ただし，狭窄が高度になった場合には気流制限が強くなり，気流速度が確保できないために，喘鳴が認められないこともあります．別な言い方をすると喘鳴がみられるのは，むしろ気流速度がある程度保たれているからだと考えたほうがいいでしょう．

**ビギナー PT**

喘鳴が減弱したり消失したりすることは，必ずしも症状が緩和しているわけではないのですね．

**エキスパート PT**

そうなんです．喘鳴の減弱や消失は，必ずしも気道閉塞の病態の改善を意味していません．ですので，まずは呼気性と吸気性の呼吸困難の有無やその程度などの情報を正確に把握することが重要です．喘鳴が減弱したり消失したりしても，逆に呼吸困難が増悪する場合には，窒息の可能性もあるということを知っておく必要性があります．

>  呼気性呼吸困難は下気道（胸郭内）の狭窄で，吸気性呼吸困難は上気道（胸郭外）の狭窄で出現しやすい．

## 解説

### 下気道狭窄（胸郭内気道狭窄）の病態と主な症状（図 2-1）

下気道狭窄では，呼気性呼吸困難と呼気性喘鳴が特徴的な所見となるのは前述のとおりです．下気道狭窄では，呼気時の気道抵抗の上昇によって，息を十分に呼出できないため，肺過膨張の状態となります．肺過膨張がより高度になると，全肺気量が増大し，横隔膜位の低下（平低化）や胸郭の拡大を引き起こします．肺過膨張によって，横隔膜は押し下げられうまく機能しないため，吸気

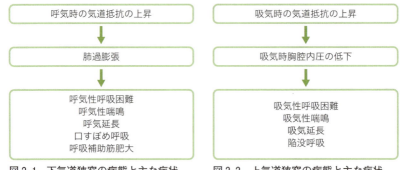

図 2-1　下気道狭窄の病態と主な症状　　図 2-2　上気道狭窄の病態と主な症状

時に頸部の胸鎖乳突筋などの呼吸補助筋を使う必要性が生じます．この呼吸状態が長く続くことによって呼吸補助筋が肥大することになります．

　また，呼気時の胸郭内の気道抵抗増加による気道虚脱を緩和させるために，呼気を延長した口すぼめ呼吸を行っている患者も多くみられます．口すぼめ呼吸は，呼気時に口唇部で気道抵抗を増加させ気道内圧を上昇させることによって，気道閉塞の程度を軽減して，気流を確保しているわけです．

## 上気道狭窄（胸郭外気道狭窄）の病態と主な症状（図 2-2）

　上気道狭窄では，吸気性呼吸困難と吸気性喘鳴が出現するのは前述しました．これらの所見は「舌根沈下によるいびき」をイメージしてもらえばわかりやすいと思います．いびきは吸気時に聞こえるのですが，それは息を吸うときに舌が吸い込まれてしまい，気道が塞がれた状態になるためです．このように上気道狭窄では，吸気時に上気道に強い陰圧がかかり，換気量を維持するためには，吸気延長や強い吸気努力が必要となります．強い陰圧で吸気を行うことで吸気時には胸腔内圧はさらに低下しますが，胸腔内圧の減少が強く起きているにもかかわらず，気道狭窄が強く十分な換気が得られない場合には，鎖骨上窩など胸の一部が陥凹する陥没呼吸が認められるようになります．特に小児では，胸郭は軟らかいので陥没呼吸が出やすくなります．

表 2-1 病変の局在レベルと主な閉塞性肺疾患

| 解剖学的位置<br>（胸郭内/胸郭外） | 主な病変<br>のレベル | 主要疾患・病態 | |
|---|---|---|---|
| 胸郭外 | 咽喉頭 | 腫瘍（悪性・良性/上皮性・非上皮性），感染，アレルギー性，炎症性，肥満，閉塞性無呼吸症候群，異物 | 咳，気道分泌（喀痰・出血），喘鳴，吸気性/呼気性呼吸困難，異物 |
| | 声帯 | 腫瘍（悪性・良性/上皮性・非上皮性），感染，アレルギー性，炎症性，両側麻痺，異物 | |
| | 気管 | 腫瘍，壁外性圧排・浸潤（甲状腺がん，食道がん，リンパ節腫大），異物 | |
| 胸郭内 | 気管支細気管支 | COPD，気管支喘息，気管支拡張症，びまん性汎細気管支炎，閉塞性細気管支炎，その他の細気管支炎，過敏性肺炎，肺うっ血，がん性リンパ管症 | |
| | 肺胞 | 肺気腫，嚢胞性肺疾患 | |
| | 胸腔 | 胸腔内圧が上昇する病態（緊張性気胸，大量胸水） | |

［檀原　高：閉塞性肺疾患の症状と病歴を的確に把握するために．工藤翔二（編）：呼吸器診療のコツと落とし穴 2 閉塞性肺疾患・呼吸不全，pp2-4，中山書店，2005 より引用］

## 病変の局在レベルと主な閉塞性肺疾患

　気道における病変の局在レベルからみた代表的な閉塞性肺疾患を表2-1に示しました．解剖学的な位置関係から胸郭内である下気道と胸郭外である上気道に大きく分けてありますが，前述のように，呼気性呼吸困難を起こす疾患としては下気道の狭窄，吸気性呼吸困難を起こす疾患としては上気道の狭窄がそれぞれ原因として考えられます．

　また，肺炎，肺結核，気胸，心不全，肺がん，貧血，神経筋疾患などは気道全般の症状が現れるので，呼気性・吸気性を合併した混合性呼吸困難を呈する疾患として捉えることができます．

# Question 3

普段から食事に時間がかかり,食事中にむせがある 82 歳の高齢者が誤嚥性肺炎を発症しました.左右どちらの肺に起こりやすいでしょうか? またその理由はなぜでしょうか?

**ビギナー PT**
これは確か…右の肺に起こりやすいんじゃないでしょうか?

**エキスパート PT**
そうですね.では,なぜでしょうか?

**ビギナー PT**
う〜ん,理由についてはよくわかりません.

**エキスパート PT**
それではまず,呼吸時の空気の通り道と嚥下時の食物の通り道についてはどうでしょうか? 構造を説明できますか?

**ビギナー PT**
図 3-1 に示すように,鼻腔から入った空気は,咽頭・喉頭を経由して気管に入ります.口から入った食物は咽頭を経由して食道に入ります.食物の通り道と空気の通り道は交差することになります(図 3-1).

**エキスパート PT**
そうですね.鼻腔,咽頭,喉頭までは上気道といわれ,最初に空気を取り入れる器官となりますが,咽頭については飲食物が通過する消化管としての役割も果たしています.そして,喉頭で空気の通路と飲食物の通路は交差していて,空気は気管へ,飲食物は食道へとそれぞれ振り分けられることになります.この振り分けには喉頭蓋が関与しており,いわゆる「フタ」の役割を果たして飲食物が気管に侵入するのを防いでいます.

呼吸時には軟口蓋が下に垂れて,喉頭蓋が上を向き「フタ」が開き

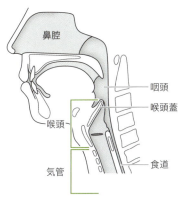
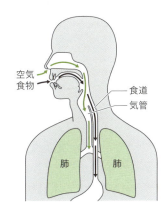

図 3-1 呼吸と嚥下の通り道

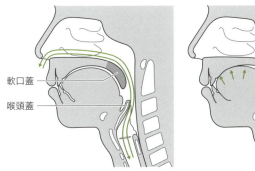

図 3-2 呼吸時(左)と嚥下時(右)の上気道の動き

ます．ですので，空気は気管に入ることになります．嚥下時には軟口蓋が持ち上がり，舌根部は挙上し，喉頭蓋は下方に反転することで，いわゆる「フタ」が閉じることになります．よって，飲食物は気管に落ちないで咽頭から食道に入るわけですね(図3-2).

**ビギナー PT**
なるほど…，嚥下時にこの「フタ」がうまく閉じないと，食塊が食道ではなく気管に入ってしまうことになりますね．

**エキスパート PT**
そうです．食べ物や唾液などが，気管に入ってしまうのが誤嚥です．誤嚥すると通常はむせて気管から排出する咳反射が機能しますが，高齢になってこの反射機能が鈍ってしまうと，気管に入り込んで

しまった食べ物を排出できず，結果として肺炎を起こすことがあるんです．このような誤嚥が原因で起こる肺炎を誤嚥性肺炎といいます．

**ビギナー PT**
　誤嚥によって起こる咳は，むしろ歓迎するべきということですね．

**エキスパート PT**
　そうですね．食物をうまく呑み込めないで，咳が出るということは咳反射が残っていることを意味します．このような患者さんに，例えば中枢性鎮咳薬を不用意に投与することよって咳を抑え込んだりすると，誤嚥性肺炎を起こすリスクが高まるわけです．
　さて，本題に入りましょうか．ところで，気管はどこの高さで左右に枝分かれしますか？

**ビギナー PT**
　胸骨角の高さで左右に分岐します．

**エキスパート PT**
　正解！　気管は胸骨角の高さで左右の主気管支となりますね．この左右の主気管支ですが，それぞれの傾斜はどうなっているでしょうか？

**ビギナー PT**
　左右とも同じ角度になっているのではないでしょうか？

**エキスパート PT**
　残念！　同じ角度ではありません．心臓がある左主気管支と心臓がない右主気管支では角度に違いがあるんです．

**ビギナー PT**
　そうか！　心臓がないほうの右主気管支は急傾斜で，心臓があるほうの左主気管支はあまり傾斜していないんですね．右肺に誤嚥性肺炎が起こりやすいのは，食物は急傾斜な右肺に落ちやすいからなんですね．

**エキスパート PT**
　そうですね☆　左右の主気管支を比較すると，傾斜角度は心臓のある側の左に比べて右のほうが急傾斜になっています．それから，左右の主気管支の内径は，右主気管支のほうが太く，また，主気管支の長

さも右が非常に短くなっています．つまり，右の主気管支は左に比べて太く短く垂直に近いことから，誤嚥すると異物は右の主気管支に入りやすく，誤嚥性肺炎は右の肺に起こる割合が多くなるわけです．

> **正解** 右主気管支は急傾斜で太くて短いため，誤嚥すると異物は右の主気管支に入りやすく，誤嚥性肺炎は右の肺に起こる割合が大きくなる．

## 解説：左右の主気管支と誤嚥性肺炎の関係

　気管は，胸骨柄と胸骨体が結合し前方にやや角張って突出する胸骨角（ルイ角）の高さで左右に分岐し，左右の主気管支となります．左主気管支は心臓があるため45°の角度なのに対して，右主気管支は25°で，長さは左が約45 mm，右は約15 mm，また内径は左が12 mm，右が15 mmとなっており，左主気管支は緩い傾斜で細く長くなっているのに対して，右主気管支は急傾斜で太く短くなっています（図3-3）．左右の主気管支のこのような構造的違いは，気管を上から見たときをイメージするとわかりやすいと思います．投影面積が右主気管

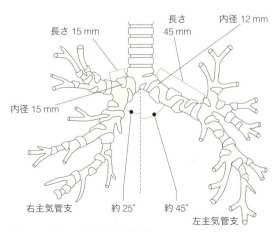

図3-3　左右の主気管支の比較

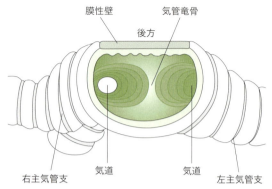

**図 3-4 上面からみた左右の主気管支**
[佐藤達夫:空気の通り道—気管と気管支.人体スペシャル 胸部の地図帳,pp48-49,講談社,2008より引用]

支のほうが大きくなり,右の主気管支は下のほうまで見えることになります(図3-4).そのため,誤嚥すると異物は右の主気管支に入りやすくなるわけです.

ただし,誤嚥があれば,必ず誤嚥性肺炎が発症するというわけではありません.誤嚥性肺炎を起こすリスク因子には,誤嚥の生じる嚥下のほか,咳反射機能や気道内防御機能の低下,誤嚥物の量や性状があります.しかし,高齢者では,咳反射が低下し,気道内に入った細菌や分泌物を除去する気道内防御機能が低下しており,食物にある菌や口腔内の常在菌が肺内に落ちてしまうと,たとえ弱毒菌であっても誤嚥性肺炎が生じてしまいます.

さて,誤嚥性肺炎が右の肺に発生しやすいことはこれまで説明したとおりですが,好発部位は,下葉の上-下葉区($S^6$)と後肺底区($S^{10}$)です.ただし重力の影響を受けるので,体位によっても刻々と変わることになり,左肺にも当然発症します.左右の下葉はもちろん,上葉,中葉・舌区にもみられます.仰臥位では上葉の後上葉区($S^2$)と $S^6$ または $S^{10}$ に多くみられ,立位または座位では下葉に多くなり,側臥位では各領域の外側部分に発生しやすくなります.

本題から少しズレますが,わが国の肺炎による死亡者数は増加しており,平成23(2011)年には脳血管疾患にかわり死亡原因の第3位になっています(図3-5).肺炎死亡の90%以上は65歳以上の高齢者が占め,高齢者肺炎の多くはわが国で定義された医療・介護関連肺炎(nursing and healthcare-associated pneumonia:NHCAP)に分類され,80歳台以降の肺炎は,大半が誤嚥性肺炎であるといっても過言ではありません.誤嚥には無意識のうちに口腔内容を吸入して

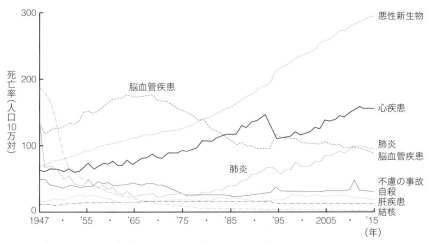

**図 3-5　主な死因別にみた死亡率（人口 10 万対）の年次推移**
[厚生労働省：平成 27 年　人口動態統計月報年計（概数）の概況より引用　http://www.mhlw.go.jp/toukei/saikin/hw/jinkou/geppo/nengai15/dl/gaikyou27.pdf（2017. 9. 11 閲覧）]

しまう不顕性誤嚥がありますが，高齢者ではこの不顕性誤嚥の頻度が高いと考えられています．

# Question 4

胸部CTやX線の読影，聴診などのフィジカルアセスメント，体位ドレナージなどの呼吸理学療法を行う際には，まずは肺葉を立体的に理解しておく必要性があります．肺は左右対称ではありませんが，これらの位置関係を体表解剖から説明できますか？

**エキスパートPT**
さて，どうでしょう！ 肺葉の左右の違いを説明できますか？

**ビギナーPT**
右肺は上葉，中葉，下葉の3葉に，左肺は上葉と下葉の2葉に分けられ，肺は左右非対称になっていますよね．

**エキスパートPT**
そうですね．ちなみに，左右の肺の大きさを比べると，左肺は右肺よりも小さくなっています．これは心臓が中心よりも左側にあるためです．さて，それでは，右肺では上葉，中葉，下葉の3葉に，左肺では上葉と下葉の2葉に分ける，肺の表面の深い切れ込みは何と呼ばれているのでしょうか？

**ビギナーPT**
何とか「裂」だったような記憶はありますが…．う〜ん，はっきり覚えていません（汗）．

**エキスパートPT**
右肺は斜裂（または大葉間裂）と水平裂（または小葉間裂）によって，上葉・中葉・下葉に分かれます．左肺は斜裂（または大葉間裂）によって，上葉と下葉に分かれます．ちなみに，左肺には中葉はないわけですが，右の中葉に相当する上葉の一部分を舌区とよんでいます（図4-1）．

**ビギナーPT**
なるほど…，では，体表解剖から肺葉をイメージするにはどうしたらいいのでしょうか？

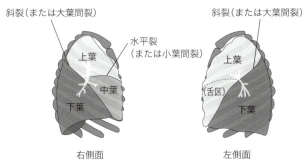

図 4-1　左右の肺葉

**エキスパート PT**

では，イメージできるように実際に描いてみましょう．まず，正面から見たときの肺の一番上を決めましょう．鎖骨を 3 等分して内側の 1/3 の部分から二横指（3 cm）上が肺尖となります（図 4-2①）．次は肺の一番下です．鎖骨中線（鎖骨の中心を通る垂直線で，乳頭線ともいわれる）上で，第 6 肋骨が肺の一番下，つまり肺底となります（②）．なお，肋骨の数え方ですが，第 2 肋骨を基準にするとよいでしょう．胸を張ると胸骨柄と胸骨体の間にでっぱりを触れますが，ここが胸骨角で，第 2 肋骨が付着しています．ここから数えて 6 番目の肋骨である第 6 肋骨を同定するわけです（②）．ちょうど剣状突起部の高さぐらいです．

**ビギナー PT**

そうなんですか！　肺は鎖骨よりも上にあるんですか…．鎖骨よりも下のイメージがありましたが，違っていたんですね．下は剣状突起の高さぐらいで第 6 肋骨ですね．

**エキスパート PT**

今度は，背面から見たときの肺の一番上と一番下を決めてみましょう．頸を屈曲したときに一番突出するのは第 7 頸椎棘突起ですが，この高さに肺尖があります（③）．肺底は第 10 肋骨，または第 10 胸椎棘突起の高さになります．体幹の前面で触れることができる一番下の肋骨は第 10 肋骨です（④-1）．この 10 番目の肋骨を同定したら，この肋骨の走行（斜め 45° 後上方）に沿って肩甲線（肩甲骨の下角を通る垂線）

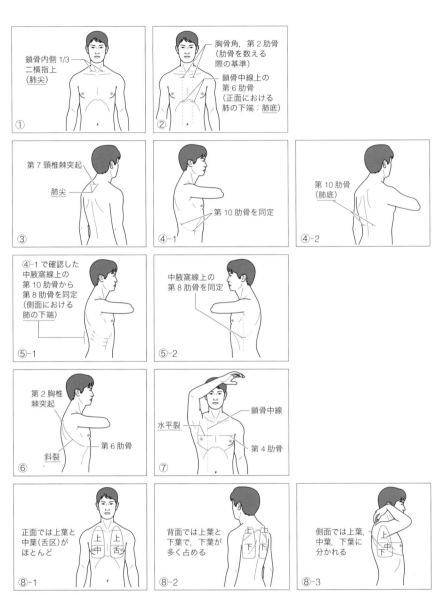

**図 4-2　体表からの肺葉イメージ**
イラストではわかりやすいように皮膚の上に表していますが，実際は白いTシャツなどを着用して描いてみるとよいでしょう．

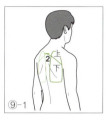 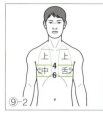 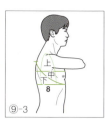 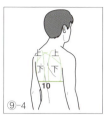

図 4-2　体表からの肺葉イメージ（続き）

までなぞっていって肺の一番下を決めるわけです（④-1, 2）．ちなみに，第 11 と第 12 肋骨は浮遊肋骨で，それぞれ体幹の側面と背面で触れることができます．

**ビギナー PT**

後ろは，一番上が第 7 頸椎棘突起，一番下が第 10 肋骨または第 10 胸椎棘突起の高さですね．

**エキスパート PT**

側方から見たときの肺の下端は，中腋窩線（腋窩中央部を通る垂線）上で第 8 肋骨の高さに位置します．第 8 肋骨は先に確認した第 10 肋骨を基準にして，それよりも 2 つ上の肋骨ということになります（⑤-1）．

**ビギナー PT**

左右ともに横の一番下は第 8 肋骨ですね（⑤-2）．これで，肺の一番上と一番下は体表からイメージできるようになりました．あとは，斜裂と水平裂を描けば，上葉・中葉（舌区）・下葉に分けられますね！

**エキスパート PT**

そのとおりです．まず斜裂は，背面の第 2 胸椎棘突起から前面の第 6 肋骨に向かって描いた線に位置します（⑥）．次に水平裂は，鎖骨中線上で第 4 肋骨を同定したら，そこから真横に向かって引いた線となります（⑦）．

**ビギナー PT**

う～ん…，でも，今ひとつはっきりと肺をイメージできません．

**エキスパート PT**

では，ここで，肺の輪郭を描いてみましょう．どうでしょうか．前面から見ると上葉と中葉（舌区）が（⑧-1），背面では上葉と下葉がはっきり確認することができます（⑧-2）．ですが前面では下葉は確認しにくく，また背面では中葉は見えませんよね．でも，側面から見ると，上葉・中葉（舌区）・下葉の位置関係が理解できると思います（⑧-3）．

**ビギナー PT**

なるほど．横から見た肺でわかるように，だるま落としのように，上葉，中葉，下葉と均等に分けられているわけではないことが改めて

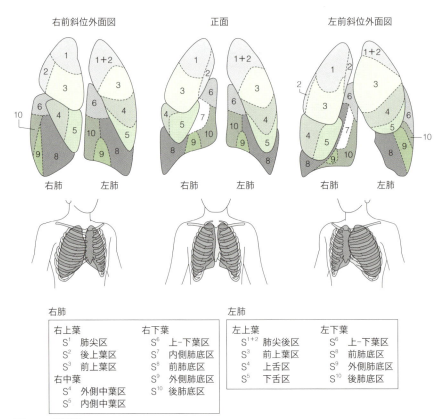

図 4-3 肺区域

［髙橋仁美：肺区域と肺葉気管支．髙橋仁美，佐藤一洋（編著）：フィジカルアセスメント徹底ガイド呼吸，pp6-9，中山書店，2009 より引用・改変］

確認できました．前面ではかなり下まで中葉があったり，背部でも上のほうまで下葉があったりするので，注意が必要ですね．いずれにしても，肺葉を立体的に理解しておくことはとても重要なんですね！

**エキスパート PT**

ランドマークですが，第2胸椎棘突起の2，第4肋骨の4，第6肋骨の6，第8肋骨の8，第10肋骨の10，つまり，「に(2)・し(4)・ろ(6)・や(8)・と(10)」と偶数番号で覚えておくといいでしょう(⑨-1～4)．

**ビギナー PT**

なるほど，これは覚えやすいです．

> **正解** 右肺は斜裂と水平裂によって上葉・中葉・下葉に分かれ，左肺は斜裂によって，上葉と下葉に分かれる．左肺には中葉はないが，右の中葉に相当する上葉の一部分を舌区と呼ぶ．

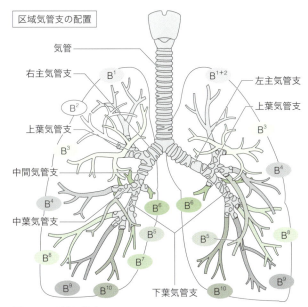

図 4-4　区域気管支
［巽浩一郎，他(監)：病気がみえる vol.4. 呼吸器．p8，メディックメディア，2007 より引用］

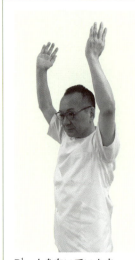
B¹ 上を向いています

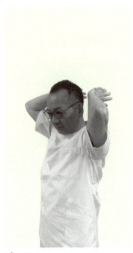
B² 後を向いています

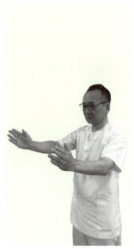
B³ B²からまわして前へ向きます

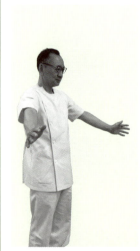
B⁴ B²より下で外側に開きます

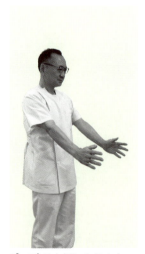
B⁵ B⁴の内側にあります

図 4-5　気管支体操

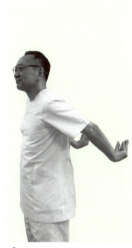

B⁶ 両手を後に向けます

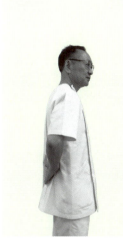

B⁷ 右にしかありません．肘を曲げて心臓のやや後方にあります

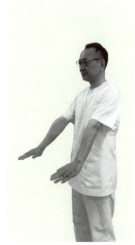

B⁸ 両手を肩幅より広げて，下にしてやや前方へ

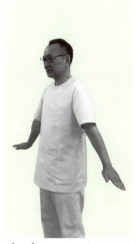

B⁹ B⁵の後方で肩幅より広く

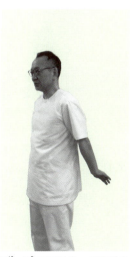

B¹⁰ B⁵の下にあって両手を伸ばし，手首をやや上に向けます

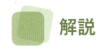
## 解説

### 肺区域と区域気管支

　右肺が3葉，左肺が2葉に分かれるのは，気道の分枝に基づいています．気管は左右の主気管支に分かれ，右主気管支は上葉枝，中葉枝および下葉枝の3枝に，左主気管支は上葉枝と下葉枝の2枝に分岐するため，右は上葉・中葉・下葉の3葉，左は上葉と下葉の2葉という構造になるわけです．そして，これら肺葉はさらに独立した肺区域(S：pulmonary segment)に分けられ(図4-3)，肺区域にはそれぞれに一致した区域気管支(B：segment bronchus)が存在します(図4-4)．

　右は上葉気管支が$B^1$，$B^2$，$B^3$に分岐し，中葉気管支は$B^4$，$B^5$に分かれ，中葉気管支の少し下方で下葉気管支である$B^6$が後方へ分岐したのち$B^7$，$B^8$，$B^9$，$B^{10}$と順次分岐します(合計10枝)．左は上葉気管支が$B^{1+2}$($B^1$と$B^2$の共通の枝)と$B^3$の2枝に分かれ，舌区気管支は$B^4$，$B^5$に，下葉気管支は右と同様に$B^6$が後方へ分岐しますが，$B^7$は心臓が左胸腔に張り出しているために欠けており，$B^8$，$B^9$，$B^{10}$の3枝に分かれます(合計8枝)．肺区域と区域気管支との名称は，肺尖区と肺尖枝，後上葉区と後上葉枝などのようにそれぞれが対応しています．

### 気管支体操

　$B^1$から$B^{10}$までの区域気管支の位置は，気管支体操によって覚えることができます．自分の体幹を縦隔に，両手を区域気管支にそれぞれ見立てて，図4-5にあるポーズで確認してみてください．

# Question 5

図 5-1 の胸部 X 線写真ではどちらも右の肺が白く写っています．それぞれの疾患名を考えてください．選択肢は「無気肺」と「胸水」です．

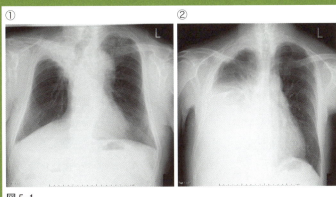

図 5-1
[高橋仁美：気管の短縮・偏位など胸郭以外の触診．高橋仁美，佐藤一洋(編著)：フィジカルアセスメント徹底ガイド呼吸，p36，中山書店，2009 より引用・改変]

**エキスパート PT**
さて，いかがでしょうか？ どちらが無気肺なのか胸水なのかわかりますか？

**ビギナー PT**
どちらも右の肺に病変があることはわかります．①は右の肺の鎖骨部分が白く，②は右の肺の中央部よりも下が白くなっています．…ただ，どちらが無気肺なのか胸水なのかは判断がつきません．

**エキスパート PT**
まず，胸部 X 線写真の異常所見の見方としては，本来であれば黒く写るべきところが白くなる場合と，逆に白く写るべきところが黒くなる場合の 2 つに分けることができます．前者は「X 線透過性の低下」，後者は「X 線透過性の亢進」とそれぞれ表現します．

**ビギナー PT**

では，この写真は，どちらも「X線透過性の低下」ですね．

**エキスパート PT**

そうですね☆ ①の写真では右肺尖部から上肺野にかけて，②の写真では右中肺野と下肺野にX線透過性の低下がみられ，これらの場所が白く見えるわけですね．ではまずは，なぜ本来であれば黒く写るところが，白く見えるのか，その理由を考えてみましょうか？

**ビギナー PT**

空気成分は黒く写るので，この白い部分には本来は空気があるべきなのに空気がなくなったということでしょうか？

**エキスパート PT**

そういうことです．正常であれば黒く写るべき部分が白くなってしまうのは，その部分の含気がなくなったことを意味しています．この写真では，いずれも含気がなくなり白く写っているわけですが，無気肺と胸水ではなぜ含気がなくなるか，その機序はわかりますか？

**ビギナー PT**

無気肺は気管支が閉塞して肺に空気が入らなくなるから含気がなくなると思うんですが…，胸水は，肺に水が…う〜ん？

**エキスパート PT**

無気肺は原因がどうであれ空気が抜けた肺ですから，肺はしぼんでしまい含気はなくなり虚脱するわけです．胸水は図5-2に示すように，胸壁を裏打ちしている壁側胸膜と肺を包んでいる臓側胸膜の間の胸膜腔に液体が異常にたまることによって起こります．胸水のある部分は当たり前ですが，含気はありません．また胸水は肺そのものを圧迫していくことになります．

**ビギナー PT**

なるほど，X線写真では，無気肺の場合は肺がしぼんで含気がなくなって白く写り，胸水では胸膜腔にたまった水の部分が白く写るわけですね．

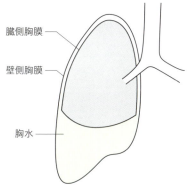

図 5-2　胸水貯留

**エキスパート PT**
　そのとおり☆ では，問題に戻りましょう．どちらが無気肺でどちらが胸水でしょうか？

**ビギナー PT**
　先ほど，無気肺は肺がしぼんで含気がなくなり，胸水は肺そのものを圧迫していくと説明していただきましたが，この辺に見分けるポイントがあるように思います．

**エキスパート PT**
　いいところに気づきましたね☆ 気管を見てください．黒い帯のように見えるのが気管です．①は患側に偏位し，②はむしろ健側に偏位しているのがわかると思います(図5-3)．つまり，病変が，①では気管を引っ張っていて，②では気管を押しているわけです．ということで，問題の解答はどうでしょうか？

**ビギナー PT**
　わかりました！ ①が無気肺で，②が胸水です．

**エキスパート PT**
　正解です！ ①では気管が患側に偏位していることより，引っ張られている，②では気管が健側に偏位していることより，押されていることが理解できると思います．このように胸部X線写真では縦隔が正中にあるかどうかを読むことも大切になります．縦隔のなかには気

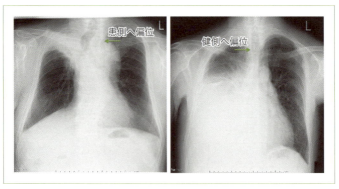

図 5-3　気管の偏位

管，食道，血管などがありますが，このスペースは柔らかく容易に動きます．縦隔の偏位は，無気肺や胸水のほか，腫瘍，線維化などでもみられます．

> **正解**　①無気肺，②胸水

## 解説

### X 線写真の原理

　まず X 線の投影原理を説明しておきましょう．X 線による投影は，空気は通り抜けやすく，水や骨は通り抜けにくいという特性を利用しています．フィルムの色はもともとまっ白です．このフィルムに単純に X 線を照射すると黒くなります．今度はフィルムと X 線照射装置との間に患者さんの胸を挟んで，X 線をあてた場合を考えてみましょう（図 5-4）．空気がある部分は X 線を遮断することなくよく通るので黒く写り，水は少しだけ X 線を通すため白っぽい影が写り，骨や金属は X 線が通過しないためもともとの白色が残り，まっ白の影が写るというわけです（図 5-5）．

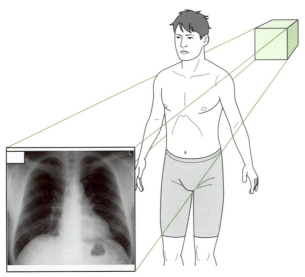

図 5-4　X 線写真撮影

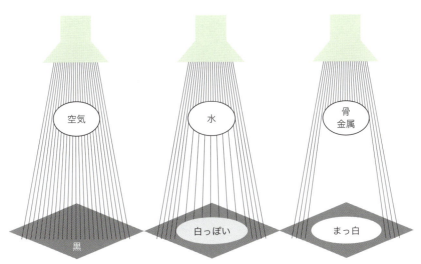

図 5-5　X 線のフィルムへの写り方
[佐藤一洋：画像検査(X 線), 高橋仁美, 佐藤一洋(編著)：フィジカルアセスメント徹底ガイド呼吸, p66, 中山書店, 2009 より引用・改変]

## 黒く写るべきところが白く写る疾患の胸部 X 線写真の特徴

　X 線写真に本来黒く写るべきところが白く写る疾患には，無気肺と胸水のほかに肺炎もあります．これらの疾患の共通の特徴は，本来は空気があるべきところなのに，空気がなくなるという点です．これらの疾患の鑑別は，含気のなくなる機序と胸郭内の容積減少の有無をポイントにすると可能となります．それぞれの X 線写真の特徴について以下にまとめてみます．

### 無気肺

　無気肺では肺胞の含気が消失し，区域に沿って均一に白く写り（図 5-6），胸郭内容積の減少を認めます．閉塞性無気肺と非閉塞性無気肺の大きく 2 つに分類されますが，一般的によく認められるのは閉塞性無気肺です．閉塞性無気肺とは，気管支閉塞部位より末梢に分布していたガスが吸収され，肺が虚脱してしまった状態をいいます．X 線写真では，隣接臓器の偏位に注目することがポイントです．縦隔が患側に偏位し，胃泡，横隔膜の挙上が認められる所見，つまり隣接するこれらの臓器が引き寄せられていれば無気肺であり，胸水や肺炎との鑑別が可能です．また，対側肺の代償性過膨張の所見も認められるようになります．

### 胸水

　胸水では肺外胸郭内の水によって肺が圧迫されます．胸郭内容積の減少は認めません．立位（座位）と臥位では写り方が変化することに注意してください．立位や座位では肋骨横隔膜角（costophrenic angle：CP angle）部分に貯留した胸水が白く写り，正面像では肋骨横隔膜角の鈍化が初期像として認められます（図 5-7）．その後，貯留量の増加に伴って，横隔膜の上縁から側胸部に向かって次第に高くなる凹のメニスカス状の曲線（ガラス管に入った水のように，液体の表面がつくる下に凹んだ曲線）を描きながら，肺門の方向に向かって上方に貯留していきます．臥位では背側全体に胸水が拡がるため，肺野全体が白くぼやけて写ります．

　胸水が大量にたまると，隣接する臓器は無気肺とは逆に胸水によって反対側に押しやられて偏位するのが鑑別のポイントとなります．しかし，大量胸水貯留の期間が長期化すると，患側肺は圧迫性無気肺に陥り，胸水と置換されてしまうため，縦隔の偏位は目立たなくなることに注意する必要があります．

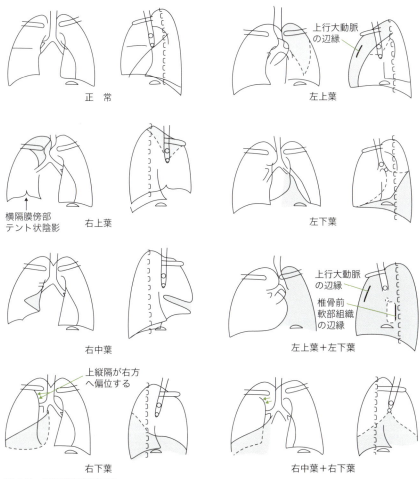

**図 5-6 各肺葉無気肺のシェーマ**
[田内胤泰：無気肺．日本医師会(編)，片山　仁(監)：胸部 X 線写真の ABC．主要な異常所見読影の実際．p143，日本医師会，1990 より引用]

## 肺炎

　肺炎は炎症により肺胞内に水がたまって空気が追い出されることで含気がなくなるため，X 線写真では白く写ります．白く写る点においては胸水や無気肺と似ています．胸郭内容積の減少は胸水と同様，認められません．胸水や無気肺との鑑別は，気管支透亮像(エア・ブロンコグラム)の存在です．エア・ブロンコグラムは，肺胞腔内への滲出性の病変によって，水のたまった肺胞のなか

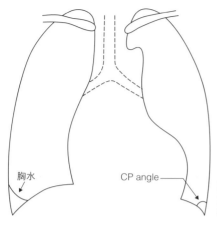

図 5-7　**CP angle 部分への胸水貯留**
[http://med.toaeiyo.co.jp/contents/cardio-terms/test-exam-diagnosis/4-39.html より引用]

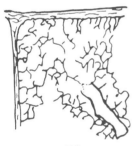
a：正常

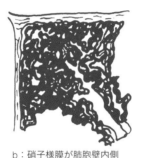
b：硝子様膜が肺胞壁内側に付着

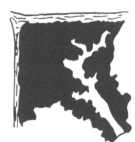
c：肺胞が液体または細胞で満たされている

図 5-8　**エア・ブロンコグラムの成り立ち**
a：正常では気管支内の空気は，肺内の空気とX線学的には区別できない．
b：肺胞壁が肥厚して，肺胞が空気で膨らめないような状態でも，気管支内の空気はコントラストされて描出される．
c：肺胞内の空気が液体や細胞で置換されても（コンソリデーション），気管支内の空気はコントラストされて，エア・ブロンコグラムとして描出される．
［大場　覚：エア・ブロンコグラム．日本医師会(編)，片山　仁(監)：胸部X線写真のABC．主要な異常所見読影の実際．p134，日本医師会，1990 より引用］

に気管支内に残っている空気が明瞭に浮き彫りにされる現象です(図 5-8)．つまり，肺炎はX線写真では白く写りますが，その白い部分に黒く見える気管支が浮かび上がることになります．

# Question 6

喫煙歴のある 67 歳の男性のスパイロメータによる呼吸機能のデータの一部を下記に示します．

| 対標準肺活量（%VC） | 85% |
| 努力性肺活量（FVC） | 3.0 L |
| 1 秒量（FEV$_1$） | 1.5 L |
| 対標準 1 秒量（%FEV$_1$） | 45% |

この症例の換気障害を判定し，呼吸障害の程度を予測してください．

**エキスパート PT**

呼吸機能検査では，スパイロメトリが基本となり，スクリーニング検査として行われます．スパイロメータは呼吸機能を検査する装置で，スパイログラムは検査で得られる記録です．スパイロメータでどのようなデータが得られるかについては理解していますか？

**ビギナー PT**

正直，この問題にあるように，%VC，FVC，FEV$_1$，%FEV$_1$ などいろいろと略語があって…まぎらわしいことや判定の基準もわかりにくい感じもあり，ちょっと苦手意識はあります．でも，基本的なところは大丈夫だと思います．

**エキスパート PT**

では，まずは冒頭のデータについて考えてみましょうか？ 最初に %VC について説明してください．

**ビギナー PT**

%VC は正常予測値に対する比率で，80%以上が正常です．ですので，85%は特に問題はありませんね．

**エキスパート PT**

そうですね☆ %VC＝実測 VC／予測 VC×100（%）で判定されます．予測値は性別，年齢，身長により計算されますが，健常人の予測式は機器に内蔵されているので，自動的に値が出てきます．ちなみに 80%未満では拘束性換気障害となります．ところで，VC には吸気肺

活量と呼気肺活量があるのは知っていますか？

**ビギナーPT**
　えっ！ 2種類あるんですか？　最大吸気位から最大呼気位までゆっくりと呼出するのが，一般的に肺活量というのだと思っていました．

**エキスパートPT**
　最大吸気位から最大呼気位までゆっくりと呼出するのは呼気肺活量ですね．吸気肺活量とは，最大呼気位から最大吸気位までゆっくり息を吸い込んだガスの量をいいます．通常，健常人では両者は同じ値となり，両者を区別せずに単に肺活量としています．しかし，閉塞性換気障害があると，吸気肺活量＞呼気肺活量となる可能性があるため，最大値を採用するために吸気肺活量で測定するのが標準法となっています．またVCはゆっくり呼吸した際に測定されるので，slow vital capacity(SVC)ともよばれています．
　さて次にFVCですが，どのようにして測定するのでしょうか？

**ビギナーPT**
　VCはゆっくりした呼吸で求めるのに対して，FVCは最大吸気位から一気に思いっきり強く息を吐いてもらわなければならない，と記憶しています．

**エキスパートPT**
　そのとおり！ FVCは一気に呼出した気量です．健常人ではFVC≒VCですが，閉塞性換気障害があるとVC＞FVCとなります．
　次はFEV$_1$です．これは何を示しているのでしょうか？

**ビギナーPT**
　最大吸気位から一気に思いっきり強く呼出した際の，はじめの1秒間に吐けた量がFEV$_1$です．

**エキスパートPT**
　正解！ FVCの測定で，縦軸に呼出した気量，横軸に時間をとって描いた記録を努力呼出曲線(図6-1)といいますが，この曲線で呼出のはじめから1秒間に吐き出した気量がFEV$_1$になるわけです．
　そして，最大吸気位から最大限吐ききった際に，最初の1秒間に何%を吐くことができたか，つまり，FVCに対するFEV$_1$の割合が計算できますよね．この割合を1秒率(FEV$_1$%)といいますが，この症

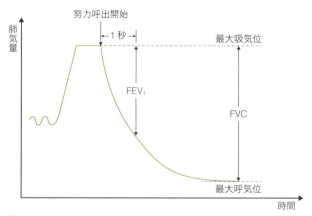

図6-1 努力呼出曲線
[宮本顕二：努力呼出曲線．改訂版楽しく学ぶ肺の検査と酸素療法，p42，メジカルビュー社，2007より引用]

例の$FEV_1$%はいくらでしょうか？

**ビギナー PT**
$FEV_1$%＝$FEV_1$/FVC×100（%）ですので，$FEV_1$%＝1.5/3.0×100（%）＝50%となります．70%以上が正常と判定されるので…この症例は閉塞性換気障害があると考えていいと思います．

**エキスパート PT**
そうですね☆ $FEV_1$%は閉塞性換気障害の判定に用いられます．スパイログラムだけでは確定はできませんが，症例は喫煙歴もあるので，COPDの疑いが強いです．

さて，この$FEV_1$をFVCで除した計算方法は，人の名前を冠して「Gaenslerの1秒率」ともいわれます．実は$FEV_1$%には，$FEV_1$をVCで除した計算方法もあり，これを「Tiffeneauの1秒率」と呼びます．前者を$FEV_1$%（G），後者を$FEV_1$%（T）と表記したりして区別されます．閉塞性換気障害がなければ両者はだいたい同じ値ですが，閉塞性換気障害がある場合には$FEV_1$%（G）＞$FEV_1$%（T）となります．通常，1秒率といった場合には$FEV_1$%（G）のことをいい，一般的にこちらが使われます．

それでは最後の%$FEV_1$．これは何をみているのでしょうか？

**ビギナー PT**

なんか…%FEV₁ は FEV₁% と似ていてまぎらわしいですね．

**エキスパート PT**

確かにまぎらわしいですよね．でも，左側，つまり最初に%がついていれば，「対標準」を意味していると理解すればいいですよ．よって%FEV₁ は，%VC と同じように性別，年齢，身長により標準値が計算され，FEV₁ に対する比率を表しているわけです．余談ですが，右側，つまり最後に%がつくのは FEV₁%だけです．

**ビギナー PT**

そうなんですか…．では，%FEV₁＝実測 FEV₁/標準 FEV₁×100（%）ということになりますね．この値が 45%ということですが，どのように解釈したらいいのでしょうか？

**エキスパート PT**

%FEV₁ は COPD の病期分類の指標として使われます．本症例が COPD であれば 50%未満は高度の気流閉塞があるとみてよいです．ということで，答えをまとめてみましょうか．

**ビギナー PT**

本症例は FEV₁%が 50%なので閉塞性換気障害があると判定できます．そして，喫煙歴や年齢からも COPD が疑われ，もし COPD であれば，呼吸障害の程度としては，%FEV₁ の 45%から高度の気流閉塞があると考えられます．

**エキスパート PT**

正解です☆ FEV₁%と%FEV₁ の指標は非常にまぎらわしいので，くれぐれも誤解しないようしてください．FEV₁%はあくまで呼吸障害があるのかどうかをみる指標であって，個々の患者さんの呼吸障害の程度を把握したり，経過観察したりするのには，%FEV₁ による病期分類（ステージ分類）が有効な指標となることを，再度確認しておきましょう．

> **正解** 閉塞性換気障害で，高度の気流閉塞があると予測される．

## 解説：肺気量分画

スパイロメトリを用いることで，図6-2に示すような肺気量分画が測定できます．安静にして普通に呼吸をしている状態で，呼息が終わったところを安静呼息位(EEP)，吸息が終わったところを安静吸息位(EIP)といい，安静呼息位から安静吸息位まで流入した気量，または安静吸息位から安静呼息位まで流出した気量が1回換気量($V_T$)です．

安静呼吸から息を最大限まで吐き出したところが最大呼気位(MEP)で，EEPからMEPまで流出した気量を予備呼気量(ERV)といいます．MEPから吸気できる最大限のところを最大吸気位(MIP)といい，このとき流入する気量が吸気肺活量(IVC)で，MIPからMEPまで呼気できる最大の気量は呼気肺活量(EVC)です．EIPからMIPまでの気量は予備吸気量(IRV)で，IRV＋$V_T$＋ERV＝肺活量(VC)となります．

残気量(RV)は最大呼出，つまりMEPにおいて肺内に残っている気量なので，スパイロメトリでは求めることができません．機能的残気量(FRC)はEEPで肺内にある気量，全肺気量(TLC)はMIPにおいて肺内にある気量で，これ

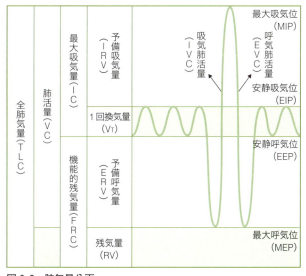

図6-2　肺気量分画

らは RV の分画を含むので，やはりスパイロメトリでは測定できないことになります．RV，FRC，TLC の測定は，ガス希釈法や Body Box 法によって行われますが，いずれの方法も基本的には FRC を求めて，その結果とスパイログラムを組み合わせて，TLC＝FRC＋IC，RV＝FRC－ERV として算出します．

## 換気障害の分類と COPD の病期分類

また，スパイロメトリでは VC と $FEV_1$ の測定から，呼吸機能の障害パターンを評価することができます．通常%VC と $FEV_1$% を用いて，%VC が 80% 未満の拘束性換気障害，$FEV_1$% が 70% 未満の閉塞性換気障害，両方が合併した混合性換気障害に分類されます（図 6-3）．

拘束性換気障害の代表疾患には間質性肺炎や肺結核後遺症などがあり，閉塞性換気障害では COPD や気管支喘息などがあります．ただし，閉塞性換気障害の代表疾患である COPD では，初めのうちは $FEV_1$% が低下し閉塞性換気障

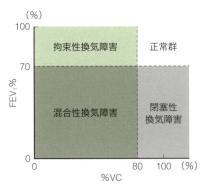

図 6-3　換気障害の分類

表 6-1　COPD の病期分類
気管支拡張薬吸入後　$FEV_1$%＜70%（$FEV_1$/FVC＜0.70）の患者における COPD 病期分類

| | | |
|---|---|---|
| Ⅰ期 | 軽度の気流閉塞 | %$FEV_1$≧80% |
| Ⅱ期 | 中等度の気流閉塞 | 50%≦%$FEV_1$＜80% |
| Ⅲ期 | 高度の気流閉塞 | 30%≦%$FEV_1$＜50% |
| Ⅳ期 | きわめて高度の気流閉塞 | %$FEV_1$＜30% |

［日本呼吸器学会 COPD ガイドライン第 4 版作成委員会（編）：B．閉塞性換気障害による病期分類．COPD（慢性閉塞性肺疾患）診断と治療のためのガイドライン，第 4 版，pp30-31，メディカルレビュー社，2013 より引用］

害を認めますが，病気が進行してくると肺過膨張のため VC が減少することで拘束性換気障害を呈し，一見して混合性換気障害のように評価してしまう可能性があるので注意が必要です．実際には間質性肺炎などの拘束性換気障害を合併したのではなく，閉塞性換気障害がさらに進行した状態といえます．

また，$FEV_1$ が低下し FVC も減少してくると，$FEV_1$/FVC である $FEV_1$% の数値がよくなります．場合によっては正常値を示すこともあり，病態を過小評価してしまう危険性もあります．したがって先に説明したように，呼吸障害の程度や経過観察の評価には %$FEV_1$ を指標とするのが適切です．表 6-1 に %$FEV_1$ に基づいた COPD の病期分類を示しておきました．

# Question 7

図7-1は，呼吸困難を主訴とする喫煙歴のある65歳男性のフローボリューム曲線です．どのような疾患が疑われるでしょうか？　またなぜこのような形になるのでしょうか？

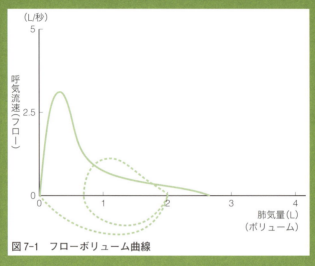

**図7-1　フローボリューム曲線**

**エキスパートPT**
　スパイロメトリでは，FVCの測定の際には最大吸気位から一気に思いっきり強く息を吐いてもらうことをQuestion 6でお話ししましたが，実はフローボリューム曲線の検査もこの手順と同様に行われます．つまり，スパイロメトリの検査を行うとスパイログラムと同時にフローボリューム曲線も計測できることになるわけです．さて，この図にあるフローボリューム曲線はどのような疾患にみられるでしょうか？

**ビギナーPT**
　曲線の形は，下降脚が下に凸のパターンです．また喫煙歴があり，呼吸困難を主訴としているのでCOPDが疑われると思います．

**エキスパートPT**
　すばらしい☆　そのとおりです．では，COPDのフローボリューム曲線はなぜこのような形になるのでしょうか？

**ビギナー PT**

下降脚が下に凸になるのは，閉塞性パターンですので……．う〜ん，どうしてこうなるのか…，メカニズムは理解できていません．

**エキスパート PT**

では，まずフローボリューム曲線のグラフの縦軸と横軸は何を示しているでしょうか？

**ビギナー PT**

縦軸は流速，横軸は容量です．

**エキスパート PT**

そうですね．グラフの縦軸は吸気あるいは呼気の流速つまりフローで，横軸は肺内の気量つまりボリュームを表していますね．

**ビギナー PT**

なるほど…だから，フローボリューム曲線というんですね．

**エキスパート PT**

そうですね．ただ，初学者の場合，フローボリューム曲線はどうもなじめないという人も多いようです．これは時間軸がないことも要因かもしれませんね．まずここで押さえておいてもらいたいのは，<u>縦軸では吸気は曲線が下に，呼気は上に向かい，呼気・吸気の気流が速いほど曲線が上下にふくらむこと，また，横軸については左に寄るほど肺内の空気が多く，右に寄るほど肺内の空気が少ないことを示している</u>ということです．まずは，ゆっくりとした深呼吸をしているときのフローボリューム曲線を考えてみましょうか．

**ビギナー PT**

縦軸をフロー，横軸をボリュームにして深呼吸時の曲線を図に描いてみたいと思います（図 7-2）．まず深呼吸の始めの大きく息を吸うときは，ボリュームは少ない状態から始まるので，横軸の右寄りから下向きの曲線が起こります．ゆっくり吸い込んでいくので，下へのふくらみは大きくありませんが，曲線は左に移っています．そして，最大限に息を吸い込んでこれ以上吸えない最大吸気位でフローは 0 となります．

次に呼気は，最大吸気位から始まり徐々に曲線は右に移っていきま

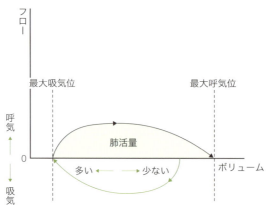

図7-2 深呼吸時のフローボリューム曲線

[長尾大志:なぜフローボリューム曲線は,こんなカタチになるのか②.レジデントのためのやさしイイ呼吸器教室,p72,日本医事新報社,2013より改変して引用]

すが,やはりゆっくり吐くので上へのふくらみは大きくありません.そしてもうこれ以上吐けない状態の最大呼気位に至る,という感じでどうでしょうか?

**エキスパート PT**

そのとおり☆ ちなみに,この図の右端の最大呼気位と左端の最大吸気位の差,つまり図7-2に描かれている楕円の部分が肺活量ですね.さて次は努力性肺活量を測定するときのフローボリューム曲線を考えてみましょう.

**ビギナー PT**

はい,また図を描いてみたいと思います(図7-3).

大きく息を吸うところまでは先ほどの説明と同じです.そして最大吸気位から,思いっきり息を吐きますので,曲線は呼気流速が頂点になるまで一気に立ち上がり,その後は肺に残っている容量が少なくなるにつれて流速が落ちるので直線的に下降していき,最大呼気位ではフローが0になると思います.

**エキスパート PT**

正解です☆ ちなみに一瞬で流速(フロー)が頂点(ピーク)に到達するところをピークフローとよびます.ピークフローでは肺に100%の空気が入っているわけですが,努力呼出していって肺に50%の空気

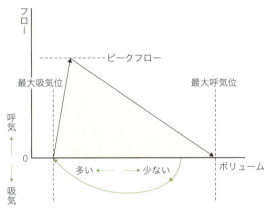

**図 7-3　努力性肺活量測定時のフローボリューム曲線**

[長尾大志：なぜフローボリューム曲線は，こんなカタチになるのか③．レジデントのためのやさしイイ呼吸器教室，pp73-74，日本医事新報社，2013 より改変して引用]

が入っている状態になると，フローもピークフロー時の 1/2 となります．つまり，フローは肺に残っている空気に比例するわけですね．

さて，次は COPD ではどうなるのかを考えてみましょう．

**ビギナー PT**

COPD では，呼気時には気道抵抗によって，息を一気に吐くことができなくなるので，フローは急激に落ちると思います．その後，がんばって息を吐き続けますが，末梢気道の閉塞のためにスムーズに吐けないため，下に凸の曲線となって，最大呼気位でフローも 0 になると思います．

**エキスパート PT**

そうです．これが閉塞性パターンですね．それと，COPD 患者さんの肺はいわば伸びきって弾力がなくなって縮むことができないような状態にあり，息を吸ってから最初に一気に吐ける空気の量も少なくなるため，ピークフローも低下します．それからは説明してもらったように，呼気時の気道抵抗によって下向きに凸のフローボリューム曲線となるわけです（図 7-4）．

> **正解**　閉塞性パターンで，COPD が疑われる．

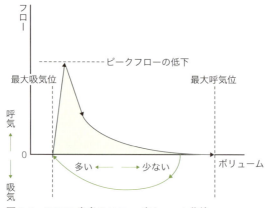

**図 7-4　COPD 患者のフローボリューム曲線**

[長尾大志：なぜフローボリューム曲線は，こんなカタチになるのか③．レジデントのためのやさしイイ呼吸器教室，pp78-79, 日本医事新報社，2013 より改変して引用]

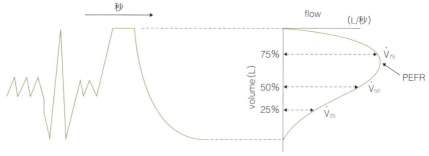

**図 7-5　努力呼出曲線（左）とフローボリューム曲線（右）**

[3 学会合同呼吸療法認定士認定委員会：呼吸機能とその検査法．第 20 回 3 学会合同呼吸療法認定士認定講習会テキスト，p83, 2015 より引用・改変]

## 解説：フローボリューム曲線

　努力呼出曲線で得られる最大吸気位から最大呼気位までの間に得られる呼出のボリュームと，それに対応した最大吸気位から最大呼気位までのフローをプロットした曲線がフローボリューム曲線です（図7-5）．この右の図を反時計回りに 90°回転すると，見慣れたフローボリューム曲線になります．努力呼出曲線で最大吸気位から一気に呼出を始める瞬間のフローは 0 で，そして呼出のフローが最大になると努力呼出曲線の傾斜も最大となり，フローボリューム曲線

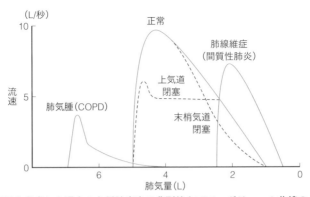

図7-6 肺気量を考慮した場合の各種肺疾患の典型的なフローボリューム曲線のパターン
[3学会合同呼吸療法認定士認定委員会：呼吸機能とその検査法．第20回3学会合同呼吸療法認定士認定講習会テキスト，p83，2015 より引用・改変]

ではこの点がピークフローになるわけです．

　最大吸気位から最大呼気位までの間に得られる呼出のボリュームを4等分し，この各肺気量位でのフローを表したのが$\dot{V}_{75}$，$\dot{V}_{50}$，$\dot{V}_{25}$（単位はL/秒）です．$\dot{V}_{75}$ と $\dot{V}_{50}$ は中枢気道の抵抗を，$\dot{V}_{25}$ は末梢気道の抵抗を，それぞれ反映するとされています．また，$\dot{V}_{25}$ が低下すると $\dot{V}_{50}/\dot{V}_{25}$ の値は大きくなることから，$\dot{V}_{25}$ と $\dot{V}_{50}/\dot{V}_{25}$ は末梢気道病変の早期発見に有用な指標とされています．$\dot{V}_{25}<1$ L/秒かつ $\dot{V}_{50}/\dot{V}_{25}>3$ のときは，末梢気道閉塞性変化の small airway disease が疑われるとされ，特に喫煙との関連が指摘されています．しかし，$\dot{V}_{50}$ や $\dot{V}_{25}$ の正常値はばらつきが大きく，再現性にも問題があり，異常値としての判定では慎重さを要します．また病態が進行して1秒量（$FEV_1$）や1秒率（$FEV_1\%$）がすでに低下している場合には，これらの測定値で末梢気道閉塞の程度を論じるのは適切ではありません．

　さて，図7-6には肺気量を考慮した場合の各種肺疾患の典型的なフローボリューム曲線のパターンを示しました．肺気腫（COPD）では，残気量が増加するぶん，最大呼気位も左にずれるので全体的に左寄りになり，肺気量が減少する肺線維症（間質性肺炎）では右寄りになるわけです．

　ただし，一般的にはゼロ点を合わせて図7-7のように示されます．正常の場合とCOPDのパターンは，これまでに説明したとおりなので省略します．肺線維症（間質性肺炎）は拘束性パターンとなり，努力性肺活量が減少して，釣鐘

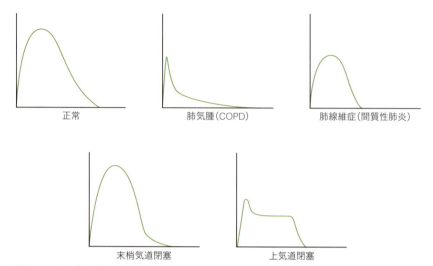

**図7-7 ゼロ点を合わせた場合の各種肺疾患の典型的なフローボリューム曲線のパターン**
[3学会合同呼吸療法認定士認定委員会：3学会合同呼吸療法認定士認定制度10周年記念 第10回3学会合同呼吸療法認定士 認定講習会テキスト．p74，2005 より引用・改変]

あるいはドーム型になります．末梢気道閉塞のパターンは，肺気腫(COPD)のグラフと同様に下に凸の形状となりますが，先に触れたように末梢気道のフローを反映する$\dot{V}_{25}$が低下します．上気道閉塞のパターンでは，呼気速度が著しく低下するため，呼気の広範な部分で上部が切られたような台形状となります．

# Question 8

1回換気量500 mL，呼吸数12回/分で呼吸している人が，1回換気量250 mL，呼吸数24回/分に呼吸を変化させました．このときの動脈血二酸化炭素分圧はどのように変化しているでしょうか？ 計算で求めましょう．ただし，1分間の二酸化炭素排出量は200 mLで変化しないものとします．

**エキスパート PT**

突然ですが，部屋の空気が汚れないように，私たちは窓を開けて換気をしますよね．肺もこれと同じように換気によって，空気を入れ替えています．一般に成人では，安静時で約250 mL/分の酸素を取り入れ，約200 mL/分の二酸化炭素を排出しています．呼吸商＝単位時間あたりの$CO_2$排出量/単位時間あたりの$O_2$消費量＝200/250＝0.8ですからね．

さて，問題を考えてみましょうか．

**ビギナー PT**

分時換気量（$\dot{V}_E$）はどちらも同じですが，肺胞換気量（$\dot{V}_A$）にはかなりの違いがあることは，Question 1の問題から理解できます．そして$\dot{V}_A$が低下すると，高二酸化炭素血症が起こることはQuestion 1で説明していただいたのですが……，う〜ん，でも，動脈血二酸化炭素分圧（$PaCO_2$）の値を計算で導き出すんですかぁ…．難しいです…．

**エキスパート PT**

確かに，いきなり計算しろっていわれても難しいですよね．まあ，じっくり考えてみることにしましょう．

では，まず，呼吸による1分間の二酸化炭素排出量（$\dot{V}CO_2$）の求め方について考えてみましょう．

**ビギナー PT**

1分間の呼気の二酸化炭素（$CO_2$）の量から吸気にある$CO_2$の量を引けば，算出できると思います．

**エキスパートPT**
　そうですね．ただし，吸気中には$CO_2$はほとんどないので，吸気$CO_2$濃度は0と考えてよいですよ．

**ビギナーPT**
　そうすると，$\dot{V}CO_2=$呼気$CO_2$濃度$\times \dot{V}_E$ということになりますね．

**エキスパートPT**
　正解です．さらに，呼気中に出てくる$CO_2$はすべて肺胞からの換気によるものなので，肺胞気の$CO_2$濃度（$F_ACO_2$）と肺胞換気量（$\dot{V}_A$）の積と同じことになります．つまり，$\dot{V}CO_2=F_ECO_2\times\dot{V}_E=\dot{V}_A\times F_ACO_2$となります．

**ビギナーPT**
　よくわかりました．でも，この式からは$P_aCO_2$は算出できませんよね．$F_ACO_2$は濃度で，$P_aCO_2$は分圧ですから….

**エキスパートPT**
　確かにそうですね．そこで$CO_2$を濃度から分圧に直してみます．また，$F_ACO_2$は$P_ACO_2$と比例するので，先ほどの式は，

$$\dot{V}CO_2=\frac{\dot{V}_A\times P_ACO_2}{0.863}$$

となります．

**ビギナーPT**
　ちょっと待ってください！　いきなり出てきた0.863っていう数字はなんですか？（汗）

**エキスパートPT**
　この数字は，濃度を分圧に直し，単位を整えるための単なる定数と記憶しておいてよいですよ．

**ビギナーPT**
　そうですか．あまり難しく考えなくってもいいってことですね（ほっ）．

**エキスパート PT**

さ～て，ここまで来たら，もう大丈夫ですよね！ $CO_2$ は肺胞気と動脈血で較差がない，つまり，等しいと考えてよいので，$P_ACO_2$＝$PaCO_2$ となります．そうするとさっきの式は，

$$\dot{V}CO_2=\frac{\dot{V}_A \times PaCO_2}{0.863}（\dot{V}_A の単位は L/分）$$

と書き換えられます．これで問題を解くことができますよね？

**ビギナー PT**

$\dot{V}_A$ については，それぞれ（0.5 L－0.15 L）×12 回＝4.2 L，（0.25 L－0.15 L）×24 回＝2.4 L となります．また，さっきの式は

$$PaCO_2=\frac{0.863 \times \dot{V}CO_2}{\dot{V}_A}$$

となり，$\dot{V}CO_2$ は 200 mL で変化しないということなので，1 回換気量 500 mL，呼吸数 12 回/分で呼吸のほうは，$PaCO_2$＝0.863×200/4.2＝41 Torr で，1 回換気量 250 mL，呼吸数 24 回/分では，$PaCO_2$＝0.863×200/2.4＝72 Torr ですね．1 回換気量 500 mL，呼吸数 12 回/分は正常値ですが，1 回換気量 250 mL，呼吸数 24 回/分では，$PaCO_2$ がすごく高いですね．

**エキスパート PT**

正解です☆ 通常私たちの $\dot{V}CO_2$ は一定ですので，「$\dot{V}_A \times PaCO_2$＝一定」ということになります．つまり，<u>低換気（$\dot{V}_A$ が減少）になれば $PaCO_2$ は上昇し，過換気（$\dot{V}_A$ が増加）になれば $PaCO_2$ は減少するわけです</u>．

---

 動脈血二酸化炭素分圧は，1 回換気量 500 mL・呼吸数 12 回/分では 41 Torr で，1 回換気量 250 mL・呼吸数 24 回/分では 72 Torr に変化する．

## 解説：肺胞換気式と肺胞気式

　肺は換気によって，肺胞気中の酸素と二酸化炭素のレベルを正常に保つことができます．ちなみに，肺胞気の酸素分圧（$P_ArO_2$）と二酸化炭素分圧（$P_ACO_2$）の正常値は，それぞれ，100 Torr と 40 Torr です．肺胞換気量（$\dot{V}_A$）と $P_ACO_2$（$PaCO_2$）の関係は，

$$P_ACO_2 = PaCO_2 = \frac{0.863 \times \dot{V}CO_2}{\dot{V}_A}$$

となることは説明のとおりです．この式を一般的な $\dot{V}CO_2 = 200$ mL/分で描いたグラフが図8-1 です．このグラフをみると $P_ACO_2$（$PaCO_2$）は $\dot{V}_A$ に反比例し，$PaCO_2$ の正常値である 40 Torr を保つには，4.3 L/分の $\dot{V}_A$ が必要になることがわかります．なお，上述の式は，

$$\dot{V}_A = 0.863 \times \frac{\dot{V}CO_2}{PaCO_2}$$

とすることで，肺胞換気量を求める式に書き換えられます．この式は肺胞換気式と呼ばれ，臨床の現場でも非常に重要な式です．

　$\dot{V}CO_2$ は安静状態の同一人では不変なので，$PaCO_2$ は $\dot{V}_A$ によって決まります．例えば，酸素吸入によっても $PaCO_2$ が変化することはないわけです．もっぱら $\dot{V}_A$ によって $PaCO_2$ が決定されるということです．つまり，$PaCO_2$ は，$\dot{V}_A$ が増えれば低下，$\dot{V}_A$ が減少すれば上昇することになり，また，

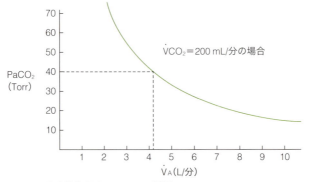

図 8-1　肺胞換気量と $PaCO_2$ の関係

$PaCO_2$ が正常値の 40 Torr より高ければ $\dot{V}_A$ は少なすぎる(肺胞低換気)，40 Torr より低ければ $\dot{V}_A$ は多すぎる(肺胞過換気)ということにもなるわけです．

これまでの説明で，肺胞低換気になれば，$PaCO_2$ が上昇することは理解できたと思いますが，では，$O_2$ はどうなるのでしょう．本題からは少し脱線しますが，大事なことですのでおつきあいください．当然ですが，換気が悪くなると，肺胞気酸素分圧($P_{AO_2}$)は低下しますが，$P_{AO_2}$ と $PaCO_2$ の関係には，

$$P_{AO_2} = 150 - \frac{PaCO_2}{0.8}$$

という式が成り立ちます．この式は肺胞気式といい，これまで説明してきた肺胞換気式とは異なりますが，これもやはり重要な式です．呼吸の勉強ではいろいろな計算式が出てくるので，苦手意識をもっている人は少なくないでしょう．しかし，臨床現場で大切なのはこの2つですので，この2つの式だけはしっかりと覚えてください．

この肺胞気式は，

$$P_{AO_2} + \frac{PaCO_2}{0.8} = 150$$

と書き換えられますが，この式からは，$P_{AO_2}$ と $PaCO_2$ の和は一定であり，どちらか一方が増加すると，もう一方は低下するという関係が理解できると思います．つまり，$PaCO_2$ が増加すると，$P_{AO_2}$ が低下してくるし，もちろん，この逆も起こるわけです．

この肺胞気式の導き方の詳細は省略しますが，ここでは，0.8 と 150 という数字について説明しておきたいと思います．まず 0.8 ですが，これは呼吸商(R)です．R は 1 分間における酸素摂取量($\dot{V}O_2$)に対する $\dot{V}CO_2$ の比です．つまり，$\dot{V}CO_2$ を $\dot{V}O_2$ で割ったものが R となります．一般に成人の安静時の $\dot{V}CO_2$ は 200 mL で，$\dot{V}O_2$ が 250 mL であることは，先に説明しましたが，これを計算すると 200/250＝0.8 となりますね．

次に 150 という数字ですが，酸素カスケード(oxygen cascade)と呼ばれる酸素分圧が大気中から細胞内ミトコンドリアまで徐々に低下していくグラフ(図8-2)を見てもらうのがわかりやすいと思います．カスケードとは階段状に連続する滝のことを意味しますが，この図でわかるように，150 は吸入気の酸素分圧を示しています．

大気圧とは空気の圧力のことで，海抜 0 m(海面)は 1 気圧で，1 気圧＝

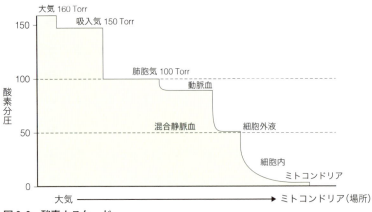

図8-2　酸素カスケード

760 mmHg です．また，1 mmHg＝1 Torr ですので，1 気圧＝760 Torr でも問題はありません．さて，私たちの吸っている大気，すなわち空気は，混合気体で，その主成分は酸素と窒素です．それぞれの割合は，酸素が約21％，窒素が約79％であり，この比率は高度に関係なく地球上すべて同じです．ですので，1気圧（760 Torr）である場合，酸素分圧は 760×0.21＝160 Torr です．ちなみに，窒素分圧は 760×0.79＝600 Torr です．そして，吸入気酸素分圧（$P_IO_2$）についてですが，鼻や口から吸いこまれた空気は，鼻粘膜や咽頭，気管支などで加温・加湿され，体温37℃で飽和水蒸気となるので，気圧から飽和水蒸気圧の 47 Torr を引くことが必要で，$P_IO_2$＝（760－47）×0.21＝150 Torr となります．ということで，肺胞気式の 150 という数字は，海抜 0 m で吸っている酸素の分圧，つまり $P_IO_2$ ということになります．

ちなみに，$P_IO_2$ は環境で変化します．$P_IO_2$ は大気圧と吸入気酸素濃度（$F_IO_2$）によって規定されるので，$P_IO_2$＝［大気圧－47（水蒸気圧）］×$F_IO_2$ となります．つまり，海抜からの高さや酸素吸入によって変化するので，例えば，鼻カニュラで酸素吸入をして $F_IO_2$ が32％であったとすれば，$P_IO_2$＝（760－47）×0.32＝228 Torr となるわけです．

# Question 9

口唇にチアノーゼを認める患者さんです（図9-1）．このときの動脈血酸素飽和度はどの程度でしょうか？

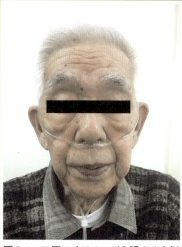

図9-1　口唇にチアノーゼを認める症例

**エキスパートPT**
さて，どうでしょう．わかりますか？

**ビギナーPT**
ちょっと，これは…（汗）．正確な数値は覚えていないというか…よくわかりません．

**エキスパートPT**
では，少し簡単な質問をしたいと思います．まず，チアノーゼになると口唇などはどんな色になるのでしょうか？　またそれはなぜ起こるのでしょうか？

**ビギナーPT**
色は紫色です．チアノーゼが起こる原因については，これは問題からも推測できますが，低酸素血症になれば出現すると思います．

**エキスパートPT**

そうですね．色は「青紫」でよろしいです．またチアノーゼの原因についても，確かに多くの場合は低酸素血症によるものと考えてよいでしょう．しかし，一酸化炭素中毒や高度の貧血がある場合には，低酸素血症があってもチアノーゼは認められないんです．まあそういった意味では，チアノーゼは必ずしも低酸素血症に特異的な症状とはいえないことにもなりますが，この辺の説明は後にすることとして…さて，チアノーゼはどういった場所で確認できるでしょうか？

**ビギナーPT**

口唇，口腔粘膜，舌，耳朶，指先，爪床などです．

**エキスパートPT**

そうですね☆ では，なぜこのような場所にチアノーゼは認められやすいのでしょうか？

**ビギナーPT**

う〜ん…．皮膚が薄いからとか…．

**エキスパートPT**

確かに表皮が薄いというのも理由のひとつです．そのほかにこれらの場所は，皮膚の色を決める重要な因子であるメラニン色素が少なく，また毛細血管が豊富なんです．このような理由で，口唇をはじめこれらの場所は毛細血管内血液の色をより反映しやすいということになります．

**ビギナーPT**

なるほど…．毛細血管内血液の色を反映しやすいということですね．でも，そもそも低酸素血症になると，なぜ紫色になるのでしょうか？

**エキスパートPT**

ヘモグロビンは知っていますよね？

**ビギナーPT**

はい．ヘモグロビンは赤血球に含まれる物質で，酸素と結合して，その酸素を全身の組織に運ぶ役割をもっています．

**エキスパートPT**
　そうですね．では，酸素化されたヘモグロビンはどんな色をしているでしょうか？

**ビギナーPT**
　酸素化されたヘモグロビンは鮮紅色です．

**エキスパートPT**
　正解です．では，酸素と結合していないヘモグロビンの色はどうでしょうか？

**ビギナーPT**
　これは，紫色でしょうか．

**エキスパートPT**
　そうですね．ヘモグロビンの色は，酸素が結合するか，しないかで劇的に変化するんです．酸素と結合したヘモグロビンを酸化ヘモグロビン，酸素と結合していないヘモグロビンを還元ヘモグロビンといいますが，低酸素血症になると，還元ヘモグロビンが増えてこの色が透けて見えて口唇などにチアノーゼとして現れるわけです．

**ビギナーPT**
　そういうことですか．では，還元ヘモグロビンは，どのくらい増えるとチアノーゼがみられるのですか？

**エキスパートPT**
　毛細血管内血液の還元ヘモグロビン濃度が 5 g/dL 以上になると出現します．ということで，チアノーゼを認める場合の毛細血管内血液の酸素飽和度を考えてみましょうか．まずは，酸素飽和度について説明できますか？

**ビギナーPT**
　え〜と，酸素飽和度とは，血液中にあるヘモグロビンのうち，どれだけが酸素と結びついているのかを示すものでしたよね．つまり，酸化ヘモグロビンと還元ヘモグロビンを合わせた総ヘモグロビン量に対する酸化ヘモグロビンの割合ということになると思います．

**エキスパート PT**

そうですね．酸素飽和度（%）＝酸化ヘモグロビン量/総ヘモグロビン量×100となります．では，ヘモグロビン濃度が 15 g/dL の患者さんの場合で問題を考えてみることにしましょう．チアノーゼは還元ヘモグロビン濃度が 5 g/dL になると認められるので，そのときの酸素飽和度を計算してみましょうか．

**ビギナー PT**

酸化ヘモグロビン量は，総ヘモグロビン量－還元ヘモグロビン量なので，

$$酸素飽和度（\%）=\frac{（総ヘモグロビン量－還元ヘモグロビン量）}{総ヘモグロビン量}\times 100$$

$$=(15-5)/15\times 100$$

$$=67\%$$

となります．つまり，ヘモグロビン濃度が 15 g/dL の患者さんでは，チアノーゼが認められるのは毛細血管内血液の酸素飽和度が 67% ということになります．

**エキスパート PT**

すばらしい☆ 正解です．健常人では動脈血酸素飽和度は 100% で，毛細血管内血液酸素飽和度が 85% です．ヘモグロビン濃度が 15 g/dL の患者さんがチアノーゼを認めるときの毛細血管内血液の酸素飽和度は 67% で，動脈血酸素飽和度では 82% になります．ですので，臨床においては，ヘモグロビン濃度が基準値であれば，チアノーゼが認められてきたら動脈血酸素飽和度は 80% 程度に低下していると思っていてよいと思います．

ちなみに，このときの動脈血酸素分圧は約 45 Torr と，非常に低い数値を示します．ただし，チアノーゼは還元ヘモグロビンの絶対量によって決まるものなので，動脈血酸素飽和度が〇〇％以下で出現すると定義できるものではありません．注意してくださいね．

**ビギナー PT**

ヘモグロビンの量によってチアノーゼを認める際の酸素飽和度の値は変わるということですね．

**エキスパート PT**

そういうことです．これは最初に少し触れていますが，ヘモグロビン濃度が基準値を下回った状態を一般に貧血といいますが，貧血はヘモグロビンの絶対量が少ないわけですから，チアノーゼは生じにくくなります．言い換えれば，貧血がある場合には，低酸素血症がかなり進行しなければチアノーゼは出現しないということです．逆に赤血球増多症（多血症）は，ヘモグロビン量が基準値を超えて増加しているので，初期の低酸素血症の段階でもチアノーゼが現れるということになります．慢性呼吸不全の患者さんでは多血症よりは貧血を伴っていることのほうが多いので，注意が必要ですね．

それから，一酸化炭素中毒の患者さんでは，低酸素血症になっているにもかかわらず，チアノーゼが起きないので，こちらも気をつけなければいけません．一酸化炭素はヘモグロビンに非常に結合しやすい性質があります．そして，ヘモグロビンは一酸化炭素と結合すると鮮紅色を呈するため，一酸化炭素中毒の患者さんでは低酸素血症になってもチアノーゼを呈さず，むしろピンク色の顔色がよい状態に見えるんです．

**ビギナー PT**

わかりました．それで，最初にチアノーゼは必ずしも低酸素血症に特異的な症状とはいえないという説明があったのですね．

> **正解**　ヘモグロビン濃度が 15 g/dL であれば，動脈血酸素飽和度は 82％でチアノーゼを認める．

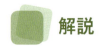
## 解説

### 酸素解離曲線

呼吸不全とは,空気呼吸下で動脈血酸素分圧が60 Torr以下の状態をいいます.図9-2は,酸素分圧と酸素飽和度の関係をみたヘモグロビンの酸素解離曲線です.健康な人の動脈血酸素分圧は95 Torr,酸素飽和度は97%程度で(図9-2①),混合静脈血の動脈血酸素分圧は40 Torr,酸素飽和度は75%程度(図9-2③)です.酸素輸送はヘモグロビンと結合することで可能なので,この差(図9-2の矢印部分)が末梢組織に与えることができる酸素ということになります.動脈血酸素分圧が低下すると酸素飽和度も低下しますが,動脈血酸素分圧と酸素飽和度は直線関係ではなく,S字状曲線の関係にあり,動脈血酸素分圧が60 Torr以下になると急激に酸素飽和度が低下してきます(図9-2②).つまり,動脈血酸素分圧60 Torr以下では酸素含量は著しく低下するため,酸素輸送が障害されることになります.この酸素輸送が障害される動脈血酸素分圧の60 Torr

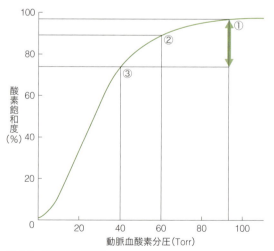

**図9-2 酸素解離曲線**
①は動脈血酸素分圧95 Torr,酸素飽和度97%,②は動脈血酸素分圧60 Torr,酸素飽和度90%,③は動脈血酸素分圧40 Torr,酸素飽和度75%.矢印部分が末梢組織に与えることができる酸素である.②のポイントから酸素飽和度が急激に低下していく.

以下というポイントは，呼吸不全の定義の動脈血酸素分圧が 60 Torr 以下と合致しています．

## ヘモグロビン濃度とチアノーゼ出現時の酸素飽和度

チアノーゼの出現に最も強く影響するのは総ヘモグロビン量です．ヘモグロビンが 10 g/dL のときは毛細血管内血液の酸素飽和度が 50％にならないとチアノーゼは認められませんが，逆にヘモグロビンが 20 g/dL の場合は，毛細血管内血液の酸素飽和度 75％でチアノーゼが出現します(図 9-3)．つまり，先に説明したとおりチアノーゼは貧血では出現しにくく，多血症では出現しやすくなるのです．

チアノーゼを認める際のヘモグロビン濃度と，動脈血酸素飽和度ならびに動脈血酸素分圧の関係については，表 9-1 を参考にしてください．

## チアノーゼの分類

チアノーゼは中心性チアノーゼと末梢性チアノーゼのほか，ヘモグロビンの

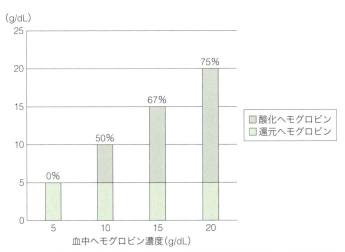

図 9-3 ヘモグロビン濃度とチアノーゼ出現時の毛細血管内血液の酸素飽和度
［立野　滋：チアノーゼについて．日小児循環器会誌 31：95-101，2015 より引用］

表 9-1 ヘモグロビン濃度とチアノーゼ出現時の動脈血酸素飽和度ならび
に動脈血酸素分圧

| ヘモグロビン濃度<br>(g/dL) | チアノーゼが出現する<br>酸素飽和度(%)以下 | チアノーゼが出現する<br>動脈血酸素分圧(Torr)以下 |
|---|---|---|
| 6 | 60 | 31 |
| 8 | 70 | 36 |
| 10 | 76 | 40 |
| 12 | 80 | 45 |
| 14 | 83 | 47 |
| 16 | 85 | 50 |
| 18 | 87 | 54 |
| 20 | 88 | 56 |

[McGee S(著)，柴田寿彦(訳)：チアノーゼ．マクギーの身体診断学―エビデンスにもとづ
くグローバル・スタンダード，p62，診断と治療社，2009 より引用]

表 9-2 チアノーゼ出現時の血液中酸素飽和度(ヘモグロビン濃度 15 g/dL の場合)

| | 動脈血<br>酸素飽和度 | 毛細血管内<br>血液酸素飽和度 | 静脈血<br>酸素飽和度 |
|---|---|---|---|
| 中枢性チアノーゼ | 82%以下 | 67%以下 | 52%以下 |
| 末梢性チアノーゼ | 100% | 67%以下 | 33%以下 |

[立野　滋：チアノーゼについて．日小児循環器会誌 31：95-101，2015 より引用]

異常による血液性チアノーゼに大別されます．ここで，中心性チアノーゼと末
梢性チアノーゼの血液中の酸素飽和度を比較してみたいと思います．ヘモグロ
ビン濃度が 15 g/dL の場合では，チアノーゼは毛細血管内の血液酸素飽和度
67%を下回ると出現することはこれまで説明してきたとおりです．しかし，動
脈血酸素飽和度は中心性チアノーゼでは 82%以下になりますが，末梢性チア
ノーゼでは低下は認めません(表 9-2)．末梢性チアノーゼでは，毛細血管内の
血流の低下が著しく，毛細血管内での酸素放出量が多くなるため静脈血の酸素
飽和度も 33%以下になります．

# Question 10

病棟で酸素吸入をしている患者さんをリハビリテーション室に連れてきて運動療法を行おうとしています．移送時に使用するボンベ容積 3.4 L の酸素ボンベの圧力ゲージが 5 MPa を指しています．酸素吸入 3 L/分の状態で 1 時間の運動療法を行う予定でいますが，この酸素ボンベで間に合うでしょうか？ この酸素ボンベの実際の使用可能な時間はどの程度になるでしょうか？

**エキスパート PT**

病棟などで通常使用されている酸素ボンベは内容積 3.4 L です．酸素ボンベの肩には「V 3.4」と打刻されていますが，「V」は「volume」の略で内容積を意味しています．

さて，このボンベ内にある酸素の残量を把握して，患者さんの吸入量から使用可能な時間を算出してみましょうか．どうでしょう？

**ビギナー PT**

まずは，酸素ガスの残量を計算するんですね？ う～ん…，どうしたらいいのかよくわかりません．

**エキスパート PT**

では，これまではどのようにしていたのですか？

**ビギナー PT**

圧力計の針が「赤」のゾーンに入ったら交換時期ということで対応していました．

**エキスパート PT**

あ…そのように対応されている方も多いようですが，決して適切な方法とはいえませんね．圧力計の針がどの程度の時間経過で「赤」の領域に入ってくるかがわからないということは，いつ酸素吸入が中断されるのかを知らずに運動療法を行っているということになります．リスク管理上，問題がありますよね．

**ビギナー PT**

　確かに…．運動療法中に酸素ボンベが空になるようなことがないよう事前に確認しておく必要性があるわけですね．

**エキスパート PT**

　では，酸素ボンベの残量の求め方を考えてみましょう．未使用の酸素ボンベには，大気圧下では大きな容量となる酸素ガスが押し込まれています．言い方を変えると，小さなボンベ内には，高い圧の酸素が充填されているわけです．当然ですが，酸素ボンベの残量が減るとボンベの内圧も減少することになります．

**ビギナー PT**

　つまり，酸素ボンベの残量はボンベ内圧から求めることができるわけですね．

**エキスパート PT**

　そうですね☆　求め方は，酸素ガス残量＝ボンベ容積×ボンベ内圧（MPa；メガパスカル）×10 となります．例えば新品のボンベの場合は，ボンベのハンドルを回して開栓すると圧力計の針は 14.7 を指すので，酸素ガス残量＝3.4 L×14.7×10≒500 L ということになります．ということで，問題にある酸素ボンベの残量を計算してみましょうか．

**ビギナー PT**

　酸素ガス残量＝3.4 L×5×10＝170 L ということになります．

**エキスパート PT**

　そうですね．でもこの酸素ガス残量の 170 L は，使用可能なガス量とはなりません．

**ビギナー PT**

　えっ！　そうなんですか？　残量のすべてを使ってはいけないですか？

**エキスパート PT**

　ボンベが空になるまで使用してはいけません．圧力を残しておくことが必要なんです．

**ビギナー PT**

　もったいない気もしますが，でもなぜなんですか？

**エキスパート PT**

　ボンベを空になるまで使用すると，ボンベ内圧が大気圧と同じになります．そうなると，ボンベ内に大気が侵入して，湿気，ちり，ほこりなどが混入して，ボンベが腐食したり，圧力調整器が故障したりする原因となるのです．

**ビギナー PT**

　では，どの程度まで使用し，どの程度残すのがよいのでしょうか？

**エキスパート PT**

　ボンベの8割を使用して，2割残して交換するのがよいでしょう．ということで，使用可能な量＝ボンベ残量×安全係数(0.8)と覚えてください．新品の場合は，500 L×0.8＝400 L ということになります．では，本問題ではどうなりますか？

**ビギナー PT**

　170 L×0.8＝136 L ですね．

**エキスパート PT**

　そうですね．そして，使用可能な時間＝使用可能な量(L)÷酸素流量(L/分)となります．例えば新品のボンベを酸素 3 L/分の流量で使用した場合は，400 L÷3 L/分≒133 分なので，2 時間 13 分です．では，引き続き問題を考えてください．

**ビギナー PT**

　136 L÷3 L/分≒45 分となりますね．ということは，この酸素ボンベでは，1 時間の運動療法を行うことはできませんね．

**エキスパート PT**

　そうですね．仮に 170 L すべて使用したとしても，170 L÷3 L/分≒57 分ですので，運動療法中に酸素ボンベが空になるばかりでなく，患者さんが低酸素血症に陥る危険性があるわけです．ですので，病棟で新品の酸素ボンベに交換しなければなりませんね．ただし，リハビ

リテーション室に中央配管が設置されていたり，リハビリテーション室に予備の酸素ボンベが用意されたりしている施設もあると思います．このような場合は，使用中の酸素ボンベで患者さんをリハビリテーション室まで連れて行ってから対応するということでもよいと考えます．

それから当然のことですが，酸素療法中の患者さんにパルスオキシメータによるモニタリングを行うことはいうまでもありません．

> **正解** およそ45分なので，1時間の運動療法を行うことはできない．

## 解説：酸素ボンベの色と種類

酸素ボンベの外観の色は高圧ガス保安法で定められており，黒に塗色されています．院内の医療ガス配管設備の酸素は緑色であるため，酸素の色は緑とイメージする方もいるようですが，緑色に塗装されたボンベは酸素ではありません．緑色のボンベは，液化炭酸ガスで二酸化炭素（$CO_2$）が充填されています．ボンベを取り違え，誤って二酸化炭素を投与して心肺停止に陥ったなどの重大な事故が報告されている[1]ので，くれぐれも注意してください．医療ガスボンベと院内配管の色の違いを表10-1に示しておきます．くどいようですが，酸素ボンベは緑色ではありません．黒色です．

病棟などで使用される酸素ボンベは内容積が3.4 Lのサイズが一般的で，10 Lも比較的多く使われています．この他に予備酸素貯蔵として使用される47 Lの大型のボンベもあります．それぞれの内容積のボンベの充填量，質量，外形を表10-2にまとめました．表10-2にあるように，例えば3.4 Lの容器には500 Lの酸素が入っています．水であれば，3.4 Lの容器には3.4 Lしか入らないのですが，酸素ボンベの場合はそれぞれの容器の大きさの約150倍もの酸素が入っていることになります．充填圧は一般的には14.7 MPaです．1 MPa＝1,000 kPa＝10気圧ですので，新品の酸素ボンベには約150気圧もの非常に高圧なガスが詰め込まれているわけです．海面での大気圧はご存知のように1気

表 10-1　医療ガスボンベと配管（アウトレット含む）の色
　　　　の違い

| ガス名 | ボンベの塗色 | 院内配管の塗色 |
|---|---|---|
| 酸素 | 黒色 | 緑色 |
| 亜酸化窒素 | ねずみ色（一部青） | 青色 |
| 治療用空気 | ねずみ色 | 黄色 |
| 吸引 | 該当なし | 黒色 |
| 炭酸ガス | 緑色 | 橙色 |
| 窒素 | ねずみ色 | 灰色 |
| 駆動用空気 | ねずみ色 | 褐色 |
| 麻酔ガス排除 | 該当なし | マゼンタ |

その他混合ガスのボンベの色はねずみ色

［日本医療ガス学会：医療ガス研修会　研修会用 PPT ファイル http://
medical-gas.gr.jp/ より引用（2017. 9. 11 閲覧）］

表 10-2　ボンベの種類

| 容積 | 充填量 | 重量 | 外形 |
|---|---|---|---|
| 3.4 L | 500 L | 5 kg | $\phi$10 cm×65 cm |
| 10 L | 1,500 L | 12 kg | $\phi$14 cm×95 cm |
| 47 L | 7,000 L | 53 kg | $\phi$23 cm×140 cm |

ボンベの充填圧力は 14.7 MPa

圧ですので，なんと大気圧の 150 倍ということになります．

　よって，酸素ボンベは危険物であるという認識をもって取り扱う必要があります．取り扱い方法を誤ると火災・爆発など重大事故を引き起こす危険性があります．容器は丁寧に扱い，転落，転倒などの衝撃を与えないようにすることはもちろん，急激なバルブの開閉操作も発火のもとなので，静かに行うようにしなければなりません．

## 圧力計の表示

　圧力計の表示は，1999 年に圧力の単位が kgf/cm$^2$（キログラム毎平方センチメートル）から国際単位系（SI）の Pa（パスカル）に統一されて，kgf/cm$^2$ から MPa に変わりました（図 10-1）．酸素ボンベの残量については，先に説明したとおり，ボンベ容積 3.4 L の場合は，3.4 L×ボンベ内圧（MPa）×10＝酸素ガス残量となります．ただし，圧力計が古く，kgf/cm$^2$ が使われていたら，3.4 L×ボンベ内圧（kgf/cm$^2$）＝酸素ガス残量で計算します．例えば，ボンベ容積 3.4 L の酸

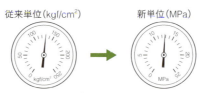

図 10-1 kgf/cm² と MPa の表示

素ボンベの圧力ゲージが 50 kgf/cm² を指していて，酸素吸入 3 L/分であれば，酸素ガス残量＝3.4 L×50＝170 L となります．使用可能な量と使用可能な時間も先に説明したとおり，使用可能な量＝ボンベ残量×安全係数(0.8)，使用可能な時間＝使用可能な量(L)÷酸素流量(L/分)なので，それぞれ 170 L×0.8＝136 L，136 L÷3 L/分≒45 分となります．1 MPa≒10 kgf/cm² ですので，これらの結果は設問の解答と同じになるわけです．

**文献**

1) 尾崎孝平：緑は安全の色？ 酸素の色？ 呼吸器ケア 12：498-504，2014

# II 呼吸アセスメント

# Question 11

息切れと呼吸困難は同じでしょうか？ それとも区別されるのでしょうか？ また，息切れや呼吸困難の評価にはどのようなものがあるでしょうか？

**ビギナー PT**
息切れと呼吸困難は，確かに非常に似てはいるんだと思いますが，厳密には違いがあるように思います．

**エキスパート PT**
そうですか．では，どのように違うのでしょうか？

**ビギナー PT**
息切れは，歩くとか，なんらかの動作が加わったときの表現で，呼吸困難は安静時とかに使われるようなイメージがあります．労作が加わった場合には，労作時呼吸困難ともいいますし…．つまり，軽症の段階では息切れが，重症になると呼吸困難が使われるのではないでしょうか．

**エキスパート PT**
なるほど．確かに，イメージとしては理解できますね．呼吸困難(dyspnea)の定義は，「呼吸時の不快な感覚という主観的な体験」とされています．また，息切れ(breathlessness, shortness of breath：SOB)については，主に労作時に起こる一過性の息苦しさであり，呼吸困難のうちに含まれる[1]，とされています．これからすると，別物のように扱われる感じもありますが，日常臨床における医学用語としては，実は同義語として扱われていますよ．

**ビギナー PT**
そうなんですか！ 医学的には同義語なんですね．

**エキスパート PT**

そうなんです．息切れと呼吸困難は同じ，と考えてよいわけです．米国呼吸器学会[2]によれば，「Dyspnea is a term used to characterize a subjective experience of breathing discomfort that consists of qualitatively distinct sensations that vary in intensity（呼吸困難とは呼吸が不快であるという主観的な経験であり，さまざまな強さの質的に異なる感覚からなる）」と定義されています．この定義からもいえますが，呼吸困難は，呼吸をする際に起こる努力感という感覚であるという考えから，「呼吸困難感」と表現されることもありますよ．

**ビギナー PT**

なんだか，ややこしくなってきましたが，じゃあ…，呼吸困難と呼吸困難感は区別されるんですか？

**エキスパート PT**

一般的には，呼吸困難という状態そのものはあくまで自覚的な症状であって，必ずしも呼吸機能に問題があるとは限らないので，あえて呼吸困難感という用語を使う必要はないという考えが主流のようです．しかしながら，この辺はまだ論議の余地があるように思いますよ．ちなみに，2011年度版がん患者の呼吸器症状の緩和に関するガイドラインでは，「呼吸困難」と「呼吸困難感」の区別について詳細に検討すること，とされています[3]．

**ビギナー PT**

そうなんですか．いずれにしても，呼吸困難は，呼吸をする際の苦しさや努力感などの自覚症状であって，息切れと同義ということなんですね．

**エキスパート PT**

そういうことです．それから，ちょっと注意が必要なのは，「呼吸不全」との区別です．呼吸困難とは，先ほどから話しているように，呼吸時の不快な感覚で主観的な症状ですよね．一方，呼吸不全は，低酸素血症（動脈血酸素分圧 $PaO_2 \leq 60$ Torr，酸素飽和度 $SpO_2 \leq 90\%$）で定義される客観的な病態であるという点です．

ビギナー PT

一応，理解しているつもりですが…．

エキスパート PT

そうであればいいんです．ただ，臨床現場では，息切れを訴えているケースに対して，サチュレーションモニターを装着して，「大丈夫ですよ．$SpO_2$ が 90% 以上あるので，息切れは問題ありませんよ」とか，運動療法中に息切れの訴えがないので，特にサチュレーションモニターでのチェックはしない，などといったこともあるようですから注意してください．多くの場合は，低酸素血症があれば呼吸困難を訴えますが，図 11-1 に示すように，呼吸困難と呼吸不全は必ずしも一致しないものですから．

ビギナー PT

呼吸困難を訴えるのに $SpO_2$ には異常がない患者さんがいたり，また，呼吸困難を訴えないのに $SpO_2$ に異常がある患者さんがいたりするっていうことですよね．

エキスパート PT

そうです．極端な例かもしれませんが，意識がない人には「呼吸困難」はないわけです．ですので，呼吸不全があっても呼吸困難が生じないケースはあるということです．特に高齢者や慢性の呼吸器疾患をもっている患者さんにはリスク管理の面からも注意が必要になります．それから，呼吸困難を訴えるけれども $SpO_2$ が下がっていない

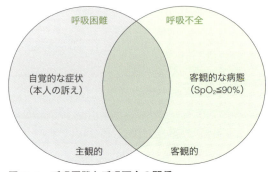

図 11-1　呼吸困難と呼吸不全の関係

ケースに,「気のせい」などといって放置するのではなく, 本人の呼吸困難の訴えに対しては何らかの対応を考える必要があるということですよ.

**ビギナー PT**
わかりました!

**エキスパート PT**
さて, 次は呼吸困難の評価についてですが, どのようなツールがあるでしょうか?

**ビギナー PT**
ヒュー・ジョーンズ(Hugh-Jones)分類が有名ですよね.

**エキスパート PT**
確かに日本では Hugh-Jones 分類が有名ですね. でもちょっと, 指摘しておきたいことがあります. 実は, この分類を提唱したのは Fletcher で, 紹介したのが Hugh-Jones なんです[4, 5]. ですので, 正確には, Fletcher-Hugh-Jones(F-H-J)分類です. それに, 日本では広く用いられていましたが, 国際的に通用しないため, 現在ではあまり使用されなくなってきています. また, 表 11-1 を見てもらえるとわかりますが, 現場では使いにくいところがあります. 例えば, 100 m か 200 m ぐらいはどうにか歩けるがそれ以上は歩けない人は, 3 度にも 4 度にも該当しないという問題があります. 実際, 歩行距離が 50 m 以上 1.6 km 未満の患者さんは臨床上たくさんおられますからね.

表 11-1 Fletcher-Hugh-Jones 分類(F-H-J)

| | |
|---|---|
| 1 度 | 同年齢の健常人とほとんど同様の労作ができ, 歩行, 階段昇降も健常人並みにできる |
| 2 度 | 同年齢の健常人とほとんど同様の労作ができるが, 坂, 階段の昇降は健常人並みにはできない |
| 3 度 | 平地でさえ健常人並みには歩けないが, 自分のペースでなら 1 マイル(1.6 km)以上歩ける |
| 4 度 | 休みながらでなければ 50 ヤード(46 m)も歩けない |
| 5 度 | 会話, 着物の着脱にも息切れを感じる. 息切れのため外出ができない |

**ビギナーPT**

なるほど，そうなんですか．では，F-H-J分類の代わりに使われている評価はあるのでしょうか？

**エキスパートPT**

現在では，修正MRC息切れスケール(modified British Medical Research Council：mMRC)質問票の使用が推奨されています(表11-2)．ですので，F-H-J分類を使っている人は，今後はこちらを使うようにするといいですね．

**ビギナーPT**

わかりました．これからは，世界標準の修正MRC息切れスケールを使います．

**エキスパートPT**

さて，呼吸困難の評価で使用されているツールでほかに思い浮かぶものはありますか？

**ビギナーPT**

Visual Analogue Scale(VAS)や修正Borgスケールが使われています．

**エキスパートPT**

そうですね☆ では，これらの評価と修正MRC息切れスケールの違いはどこにあるのでしょうか？

表11-2　修正MRC(mMRC)息切れスケール質問票

| グレード分類 | あてはまるものにチェックしてください(1つだけ) | |
|---|---|---|
| 0 | 激しい運動をした時だけ息切れがある． | ☐ |
| 1 | 平坦な道を早足で歩く，あるいは緩やかな上り坂を歩く時に息切れがある． | ☐ |
| 2 | 息切れがあるので，同年代の人よりも平坦な道を歩くのが遅い，あるいは平坦な道を自分のペースで歩いている時，息切れのために立ち止まることがある． | ☐ |
| 3 | 平坦な道を約100m，あるいは数分歩くと息切れのために立ち止まる． | ☐ |
| 4 | 息切れがひどく家から出られない，あるいは衣服の着替えをする時にも息切れがある． | ☐ |

[日本呼吸器学会COPDガイドライン第4版作成委員会(編)：COPD(慢性閉塞性肺疾患)診断と治療のためのガイドライン，第4版．メディカルレビュー社，2013より引用]

**ビギナー PT**

ええと，違いですか？ 実際に使用する際の違いについては…あまり考えたことがありませんでした．

**エキスパート PT**

確かに呼吸困難の評価には，これまで出てきた，F-H-J 分類，修正 MRC 息切れスケール，VAS，修正 Borg スケールのほかにもたくさんあるので，臨床現場では結構混乱するのも事実ですね．

実は，呼吸困難の評価は直接的評価法と間接的評価法の 2 つに大きく分けることができます．直接的評価法は，患者自身が直接呼吸困難の程度や強度を測定する「主観的評価」方法です．安静時だけではなく，運動負荷試験などの運動中や運動直後の呼吸困難を評価するときに用いられます．VAS や修正 Borg スケールがその代表です．

間接的評価法は，問診などにより医療スタッフが評価する「客観的評価」方法です．主に日常生活活動や在宅での生活において，呼吸困難の臨床的重症度をみるのに用いられます．この代表が F-H-J 分類や修正 MRC 息切れスケールです．

**ビギナー PT**

なるほど．そういうことですか．

**エキスパート PT**

では，VAS と修正 Borg スケールのそれぞれの使い方については知っていますか？

**ビギナー PT**

まず VAS（図 11-2）は，水平または垂直に 100 mm の直線を引いて，

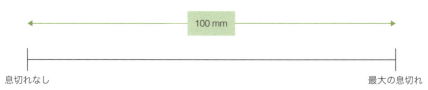

図 11-2　VAS
左端からの距離を物差しで測り，呼吸困難度を示す．

その両端に例えば「まったく息切れがない」と「想像し得る最大の耐えられない息切れ」などと両極端な状態を記載し，患者さんに最も当てはまる自身の息切れの程度をこの線上にマークしてもらいます．そして，水平線であれば，まったく息切れのない左端からマークした部分までの距離をmm単位で測定します．

修正Borgスケール（図11-3）は，垂直に引かれた線上を0〜10まで分類し，それぞれのアンカーポイントには息切れの程度を「なにも感じない」から「非常に強い」までの用語が示されており，患者さんには自身の呼吸困難の程度について数字で表現してもらいます．

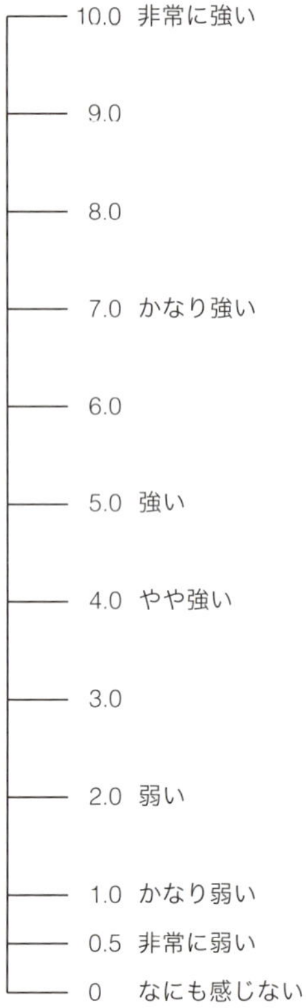

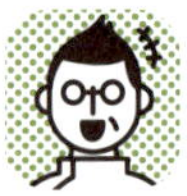

**エキスパート PT**

それでよいです☆ 特に修正Borgスケールは，特徴として，各ポイントは等間隔性があると考えられており，例えばポイントの4は2の倍，ポイント8は4の倍，といった呼吸困難の強度の評価が可能で，同一の患者さんにおける経時的変化の観測に再現性もあり有効なんです[6]．ですので，6分間歩行試験などの運動負荷試験，運動療法における評価，リハビリテーションの効果判定などに非常に重宝しますよ．そして何より簡便で短時間で評価できるのがいいですね．

| | |
|---|---|
| 10.0 | 非常に強い |
| 9.0 | |
| 8.0 | |
| 7.0 | かなり強い |
| 6.0 | |
| 5.0 | 強い |
| 4.0 | やや強い |
| 3.0 | |
| 2.0 | 弱い |
| 1.0 | かなり弱い |
| 0.5 | 非常に弱い |
| 0 | なにも感じない |

図 11-3　修正 Borg スケール

**正解** 息切れと呼吸困難は医学的には同義語である．直接的評価法にはVASや修正Borgスケールなどが，間接的評価法には修正MRC息切れスケールなどがある．

解説

## 呼吸困難の発生メカニズム

　呼吸困難の発生メカニズムには数多くの仮説がありますが，現在のところ，中枢-末梢ミスマッチ説が最も有力です．呼吸困難は，呼吸をする際の努力感という感覚であることを先に述べましたが，呼吸困難をほかの感覚と同様に1つの感覚として捉えた場合，感覚受容器から入ってくる求心性シグナル（入力情報）と呼吸中枢から呼吸筋への運動命令である遠心性シグナル（出力情報）の間にミスマッチが存在すると，これを大脳が呼吸困難として知覚するという説です．つまり，ある一定量の換気を起こすのに，予想以上の呼吸筋活動が必要とされる（別の言い方をすると，がんばって息をしているが，努力が報われない）場合に呼吸困難が発生するというものです．

　呼吸調節機構（図11-4）に関与する感覚受容器には，機械受容器と化学受容器があります．機械受容器は呼吸筋の筋線維間にある筋紡錘，肺や気道に存在する肺伸展受容器，イリタント受容器，C線維末端などがあります．また，化学

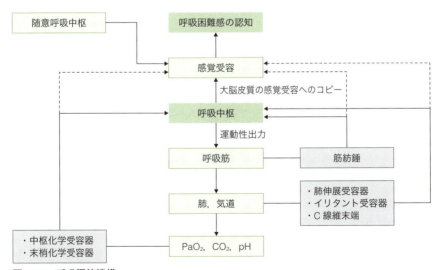

図 11-4　呼吸調節機構
[塩谷孝信, 髙橋仁美(編)：リハ実践テクニック呼吸ケア, 第 3 版. pp2-7, メジカルビュー社, 2011 より引用・改変]

受容器には中枢化学受容器と末梢化学受容器があり，中枢化学受容器には延髄にある $CO_2$ 受容器，末梢化学受容器には頸動脈小体や大動脈弓に存在する $O_2$ 受容器があります．

　機械受容器は，胸壁（呼吸筋）や肺・気道に存在し，肺の伸展による換気運動（深呼吸）や気道内の異物や炎症などによって刺激され，情報を呼吸中枢へ伝えます．化学受容器は，頸動脈小体や大動脈弓の $O_2$ 受容器は $PaO_2$ 濃度の低下により，延髄の $CO_2$ 受容器は主に $PaCO_2$ 濃度の上昇によってそれぞれ刺激され，情報を呼吸中枢へ伝えます．ただし，機械受容器と化学受容器からの刺激が直接的に呼吸困難をもたらすのか否か（図 11-4 の破線部分），あるいは呼吸中枢から呼吸筋への運動性出力（motor command）や大脳皮質の感覚受容へのコピー（corollary discharge）が増えたために呼吸困難が増強するのか否かについては論議のあるところです[7]．

## 呼吸不全と低酸素血症

　呼吸困難と呼吸不全の違いについては先に説明したとおりですが，ここでは呼吸不全について少し補足しておきます．

　呼吸不全とは，「動脈血ガスが異常な値を示し，そのために生体が正常な機能を営み得ない状態」と定義され，室内空気呼吸時の動脈血酸素分圧（$PaO_2$）が 60 Torr 以下となる呼吸器系の機能障害，またはそれに相当する異常状態をいいます．加えて動脈血二酸化炭素分圧（$PaCO_2$）が 45 Torr 以下を I 型呼吸不全，45 Torr を超えるものを II 型呼吸不全として分類します．ちなみに $PaO_2$ が 60 Torr 以上で 70 Torr 以下のものは準呼吸不全としています．

　通常平地にて $PaO_2$ 60 Torr 以下の低酸素血症を認めた場合には，換気血流不均等，拡散障害，右左シャント，肺胞低換気のいずれかの障害があると考えます．そして，I 型呼吸不全では肺胞気・動脈血酸素分圧較差（$A-aDO_2$）が開大します．その原因は換気血流不均等，拡散障害，右左シャントのいずれかです．ただし，この I 型呼吸不全は重症化，長期化すると II 型呼吸不全を呈することもあります．II 型呼吸不全については，肺胞低換気で起こります．純粋な肺胞低換気のみの場合は $A-aDO_2$ は開大せず，正常範囲です．ですので，$PaCO_2$ の上昇は，通常は肺胞低換気の存在（$PaCO_2$ の上昇＝肺胞低換気）を意味していると理解して問題ありません．低酸素血症の分類を表 11-3 に示しておき

表 11-3　低酸素血症の分類

| 肺胞低換気 | Ⅱ型呼吸不全 | $PaCO_2 > 45$ Torr | A-$aDO_2$ 正常 |
|---|---|---|---|
| 換気血流比不均等 | Ⅰ型呼吸不全 | $PaCO_2 \leqq 45$ Torr | A-$aDO_2$ 開大 |
| 拡散障害 | | | |
| シャント<br>（右左シャント） | | | |

［日本緩和医療学会緩和医療ガイドライン委員会（編）：Ⅱ章　背景知識　2 呼吸不全の病態生理．がん患者の呼吸器症状の緩和に関するガイドライン 2016 年版，pp18-22，金原出版，2016 より引用］

ます．この辺の低酸素血症の内容については，ここだけの解説ではわかりにくいと思います．ある意味で，ここでの説明は前振りですので，必ず，Question 18 も参照して理解を深めてください．

## 文献

1) 永井明日香，桑平一郎：労作時息切れはなぜ起こるのか？　Modern Physician 33：1363-1367，2013

2) American Thoracic Society：Dyspnea：mechanisms, assessment, and management：a consensus statement. Am J Respir Crit Care Med 159：321-340, 1999

3) 日本緩和医療学会緩和医療ガイドライン委員会（編）：がん患者の呼吸器症状の緩和に関するガイドライン．pp116-117，金原出版，2011

4) Fletcher CM：The clinical diagnosis of pulmonary emphysema; an experimental study. Proc R Soc Med 45：577-584, 1952

5) Hugh-Jones P, et al：A simple standard exercise test for measuring exertion dyspnoea. BMJ 1：65-71, 1952

6) Borg G：Psychophysical bases of perceived exertion. Med Sci Sports Exerc 14：377-381, 1982

7) 塩谷孝信，高橋仁美（編）：リハ実践テクニック呼吸ケア，第 3 版．pp2-7，メジカルビュー社，2011

# Question 12

呼吸数が26回/分，$SpO_2$は96％の特に呼吸器疾患のない高齢者です．これらの情報から本症例をどのように評価しますか？

**エキスパートPT**
バイタルサインは，生命に関する情報をリアルタイムに確認することができるわけですが，今回ある情報は，呼吸数と$SpO_2$（経皮的動脈血酸素飽和度）のみですね．いかがでしょうか？ 特に問題はないと考えてよいでしょうか？

**ビギナーPT**
少し頻呼吸ではあると思いますが，$SpO_2$は96％と正常値なので，それほど問題にしなくてもよいと思います…．

**エキスパートPT**
臨床現場では，血圧や脈拍（心拍）を確認する機会が多いと思いますが，呼吸数についてはどうでしょうか？ あまりチェックされておらず，記録もなおざりになりやすいのではないでしょうか．これは，簡単に$SpO_2$を測ることができるようになったことも要因としてあるようです．

**ビギナーPT**
確かに，簡単なので$SpO_2$だけに依存していたように思います．呼吸数にはあまり注意を向けていませんでした…．

**エキスパートPT**
実は，患者の状態が変化し重大な問題が発生した場合には，呼吸数はほかのバイタルサインよりも先行して早期から異常を示します．それに，血圧，脈拍，体温については，加齢や内服薬による影響を受けやすいのですが，呼吸数はあまり影響を受けないのです．

**ビギナーPT**
つまり，呼吸数は，患者さんの急変の予測には血圧や脈拍よりも優っているということですね．

**エキスパートPT**

そのとおり☆ 呼吸数は患者さんの急変を先回りして教えてくれるバイタルサインです．ですので，SpO₂の数値だけで大丈夫と判断するのは危険なんです．心不全や敗血症などの発見が遅れてしまうことがあります．呼吸数も同時に評価することが重要です．

ちなみに，正常の状態で呼吸数が20回/分以上であれば，SpO₂は99％あってもおかしくないんです．

**ビギナーPT**

では，呼吸数はどの程度から注意が必要なのでしょうか？

**エキスパートPT**

成人の場合，通常は4～5秒に1回程度で呼吸をしているので，12～18回/分程度が正常範囲として捉えてよいでしょう．それで，注意が必要な呼吸数ですが，成人では頻呼吸として扱われる25回/分以上を目安としてください．入院患者さんを対象としたデータで，呼吸数25回/分を超えると死亡率が高いという報告もあります[1]．ただし，高齢者の場合では20回/分以上でも十分に注意しておいたほうがいいでしょう．それと，個人差も当然あるので，個々のケースの通常の呼吸数を踏まえておくことも必要です．

**ビギナーPT**

実際の呼吸数の数え方については，脈拍測定と同じように10秒測定して6倍したり，15秒測定して4倍したりするやり方でもよいのでしょうか？

**エキスパートPT**

脈拍測定と同じような測定方法では，かなりの誤差が生じる可能性がありますので，基本的には1分間の測定が必要です．ただし，状況に応じてですが，30秒測定して2倍することもあります．

それと，普段私たちは無意識に呼吸をしていますが，自分で速くしたり，遅くしたりして呼吸をコントロールすることができますよね．ですので，測定時には患者さんには意識を呼吸に向けないようにすることが必要です．例えば，脈拍の測定後も触診状態を維持したままで呼吸数を数えるのでもよいでしょう．

**ビギナー PT**

なるほど．患者さんに，「今から呼吸数を測らせてください」とお話ししてから測定すると，正常な値が測定できなくなるわけですね．

> **正解**　呼吸数 25 回/分以上は頻呼吸として注意し，急変に備える必要がある．

## 解説

### 呼吸数

呼吸数の正常範囲を**表 12-1** に示しました．安静呼吸では，吸気相と呼気相の比率の関係は**図 12-1** に示すように呼気相が大きくなっています．吸気相である吸息，呼気相である呼息と休止期の各位相の正常値ははっきりしていません．少しアバウトですが，目安としては，吸息と呼息がそれぞれ 1 秒程度で，残りが休止期ぐらいに認識してよいでしょう．

例えば，5 秒に 1 回の呼吸，つまり呼吸数 12 回/分を考えてみると，吸息が約 1 秒，呼息が約 1 秒で，残りの 3 秒が休止期ということになります．4 秒に 1 回の呼吸では，吸息が約 1 秒，呼息が約 1 秒で，残りの 2 秒が休止期で，呼吸数は 15 回/分となります．そして，休止期が短くなってくると，頻呼吸にな

表 12-1　呼吸数の正常範囲

| 年齢 | 回数(/分) |
| --- | --- |
| 6 週間(新生児) | 30〜60 |
| 6 か月 | 25〜40 |
| 3 歳 | 20〜30 |
| 6 歳 | 18〜25 |
| 10 歳 | 17〜23 |
| 成人 | 12〜18 |

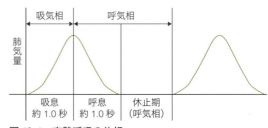

図 12-1　安静呼吸の位相

[尾崎孝平:自発呼吸のみかた．神津　玲(監):コメディカルのための呼吸理学療法最新マニュアル(呼吸器ケア 2005 年夏季増刊), p92, 2005 より著者作成]

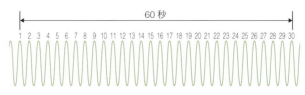

呼吸数 30 回/分：1 回/2 秒の呼吸（2 秒×30＝60 秒）
20 回/分：1 回/3 秒の呼吸（3 秒×20＝60 秒）
15 回/分：1 回/4 秒の呼吸（4 秒×15＝60 秒）
12 回/分：1 回/5 秒の呼吸（5 秒×12＝60 秒）

**図 12-2　呼吸数と呼吸リズム**
［玉木　彰，髙橋仁美（編著）：今日からなれる！"評価"の達人（リハビリテーション・ポケットナビ），p33，中山書店，2015 より引用・改変］

**表 12-2　呼吸パターンの異常**

| | 種数 | 型 | 呼吸数と 1 回換気量 | 特徴・原因・発生時 |
|---|---|---|---|---|
| 正常 | 正常呼吸 | | 12～20 回/分，400～500 mL | ― |
| 数の異常 | 頻呼吸 | | 25 回/分以上，400～500 mL | 呼吸数が増加．心不全，肺炎，発熱，興奮 |
| | 徐呼吸 | | 12 回/分以下，400～500 mL | 呼吸数が減少．脳圧亢進，睡眠時投与など |
| 深さの異常 | 過呼吸 | | 1 回の換気量が増加 | 運動直後，甲状腺機能亢進症，貧血 |
| | 減呼吸 | | 1 回の換気量が減少 | 呼吸筋の低下，胸郭の可動性の障害 |
| 深さと回数の異常 | 多呼吸 | | 20 回/分以上，500 mL 以上 | 胸水の貯留，二酸化炭素の蓄積，神経症 |
| | 少呼吸 | | 12 回/分以下，400 mL 以下，休息期が長い | 不可逆的な呼吸停止の直前 |
| | クスマウル呼吸 | | 20 回/分以上，大きい呼吸では 1,000 mL 以上 | 糖尿病性昏睡，尿毒症性昏睡 |
| 周期の異常 | チェーン・ストークス呼吸 | | 漸減（休止期あり，不規則），1,000 mL 以上 | 心不全，尿毒症，脳出血，低酸素血症 |
| | ビオー呼吸 | | 不規則，1,000 mL 以上 | 同じ深さの呼吸が続いた後，呼吸停止を伴う．髄膜炎 |

［江口正信（編著）：新訂版根拠から学ぶ基礎看護技術．サイオ出版，2015 より引用］

るわけですが，吸息が約1秒，呼息が約1秒で，休止期がない呼吸を考えてみると，2秒に1回の呼吸なので，呼吸数は30回/分ということになります(図12-2)．

　実際に呼吸数を測定するのが，臨床では難しい場面もあります．1つの指標として，3秒に1回の呼吸，つまり呼吸数20回/分程度になってくると，「私…今日は…朝から…息が…苦しくって…」のように，単語ごとに息が切れる話し方になることを知っておくと有益だ思います．この場合は重症疾患のサインであると考えて対応しなければなりません．もちろん，呼吸数が低下し，12回/分以下の徐呼吸も注意が必要となります．さらに，30回/分を超える頻呼吸と8回/分未満の徐呼吸では緊急コールとなります．

## 異常呼吸パターン

　呼吸数のほかにも，呼吸のリズム，深さなどの異常は，さまざまな病態と関連しており，疾患によって特徴的な所見が観察されることがあります(表12-2)．異常な呼吸パターンがみられた場合には，何が原因かをアセスメントできることも大切になります．

**文献**

1) Cretikos MA, et al：Respiratory rate：the neglected vital sign. Med J Aust 188：657-659, 2008

# Question 13

重度のCOPD患者です．気管短縮を認めます（図13-1）．この所見はなぜ起こるのでしょうか？

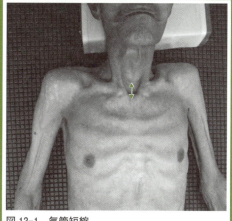

図13-1　気管短縮

**ビギナーPT**
えっ！　気管が短縮しちゃったんですか？

**エキスパートPT**
驚いているということは，あまりよくわかっていないということなんでしょうね（汗）．実は，気管短縮といってもゴムひもが縮むように気管が短縮したわけではないんです．「短縮して見える」といったほうが正しいです．見かけ上の短縮ということです．

**ビギナーPT**
そういうことですか．気管自体が短縮するのかと思ってしまいました．でも気管が短縮して見えるのは…う～ん，どうしてでしょう…．

**エキスパートPT**
では，少しヒントになるかもしれないので，択一問題形式にして考えてみましょうか．
① 呼吸補助筋である頸部周囲筋が短縮するから
② 樽状胸郭によって前胸部が盛り上がるから
③ 肺が過膨張するから
さて，正しいのはどれでしょうか？

**ビギナーPT**

う〜ん，①か②でしょうか．①では確かに頸部周囲筋が短縮すると両肩甲帯が挙上して，相対的に甲状軟骨が下がる感じにはなると思います．でも，頸部周囲筋がそんなに強く短縮するとは思えないので…②の樽状胸郭ではないでしょうか？樽状胸郭になると胸郭が盛り上がり，前胸部が持ち上がると，相対的に甲状軟骨が下がる感じになるので，見かけ上，気管が短縮して見える，これが正解だと思います．

**エキスパートPT**

なるほど…正解っぽいですが，残念ながら違います．正解は③です．

**ビギナーPT**

そうですか…，う〜ん，肺が過膨張するとなぜ気管短縮が起こるんですか？

**エキスパートPT**

胸部X線写真の問題（Question 5）で，無気肺のときの気管の偏位のことを覚えていますか？

**ビギナーPT**

はい．肺が気管を引っ張る現象ですね．

**エキスパートPT**

そうです☆ これに似た感じで考えてみるとどうでしょうか？

**ビギナーPT**

え〜と，肺が気管を引っ張るということで考えると…，肺が過膨張するということは，横隔膜が平低化して，肺は下のほうに伸びた感じになっていると思います．そうか！ わかりました．つまり，肺が下に伸びると，気管も下方に引っ張られるということでしょうか？

**エキスパートPT**

すばらしい☆ そういうことなんです．肺過膨張によって，気管を含む縦隔が下方へ牽引されるため，甲状軟骨と胸骨上縁の距離が短くなる現象で，見かけ上の気管の短縮ということになるわけです．

**ビギナーPT**
な〜るほど．理解できました．

**エキスパートPT**
では，追加で問題です．吸気時にはさらに気管短縮が著明になる現象がみられることがありますが，これはなぜでしょうか？

**ビギナーPT**
吸気時にはさらに気管が短縮する，つまり，吸気時に甲状軟骨がさらに下に引っ張られるということなので，吸気時に肺がさらに下に引き伸ばされるからということになりますね．

**エキスパートPT**
そうですね．もともと平低化して低い位置にある横隔膜が，がんばって収縮すると縦隔全体もさらに下方に牽引されるためにみられる現象と考えられています．この吸気時に気管が下方に移動するサインを気管牽引(tracheal tug：トラキアルタッグ)といいます．

COPD患者さんで認められる所見としてお話ししてきましたが，それ以外でも努力吸気が強いときに認められることがあります．上気道閉塞時にもみられるので，トラキアルタッグは危険なサインでもありますね．

> **正解** 肺過膨張によって，気管が下方に牽引されるため．

## 解説

### 気管の触診

健常人の甲状軟骨下縁(または輪状軟骨上縁)から胸骨柄上縁までの平均的な距離は，3〜4 cm(3〜4横指)です．しかし，COPD患者では2 cm以下(2横指以下)に気管短縮(short trachea)が認められるようになります(図13-2)．これは，肺の過膨張によって気管が下方へ牽引されるために起こる現象であること

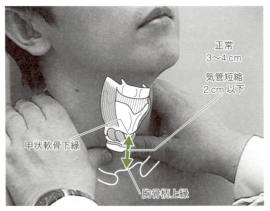

図13-2 甲状軟骨下縁〜胸骨柄上縁までの距離

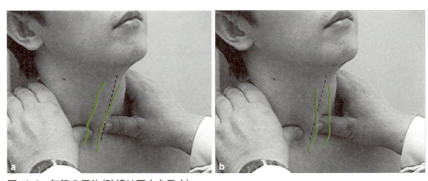

図13-3 気管の偏位（破線は正中を示す）
a：大きく右に偏位，b：左に偏位
正常では大動脈弓に押され，正中〜やや右に偏位している．患側に偏位する病態としては，無気肺や外科的肺切除後などがある．健側に偏位する病態としては，胸水貯留，気胸，腫瘍などがある．

は先に説明したとおりです．また，肺結核後遺症により両側上肺野の収縮などでも気管が引っ張られて2 cm以下に短縮します．

このほか，気管の触診では，偏位の評価も大切です（図13-3）．正常では大動脈弓に押されるため，正中〜やや右に偏位しています．一側に大きく寄っていれば，同側の肺の虚脱や収縮，または反対側の液体の貯留や腫瘍，などが疑われます（Question 5も参照）．

表 13-1　COPD 患者の頸部所見と呼吸機能

①気管短縮
②胸鎖乳突筋の発達
③吸気時の鎖骨上窩の陥凹
④吸気時の頸動脈の虚脱

2 つあれば FEV$_1$：700〜1,000 mL
4 つあれば FEV$_1$：700 mL 以下

［Broekhuizen BD, et al：The diagnostic value of history and physical examination for COPD in suspected or known cases：a systematic review. Fam Pract 26：260-268, 2009 より引用］

## COPD 患者の頸部の特徴的な所見

　COPD 患者さんの頸部の所見として，先に気管短縮を説明しましたが，このほかに吸気時に鎖骨上窩が陥凹，胸鎖乳突筋の発達，吸気時の頸静脈の虚脱の 4 つの所見は呼吸機能と関係しているといわれています(表 13-1)．この頸部所見 4 つのうち，2 つ認められると FEV$_1$ は 700〜1,000 mL 以下，4 つともあれば 700 mL 以下になっていると報告されています[1]．

　これらの 4 つの機序について考えてみましょう．気管短縮は肺過膨張が原因で生じます．トラキアルタッグについても触れましたが，これは吸気時のサインであることは既に説明しました．胸鎖乳突筋の発達については，横隔膜が十分に機能しないので，吸気の呼吸補助筋としてがんばって働いているためです．さらに鎖骨上窩の陥凹と頸静脈の虚脱も吸気時の所見となっています．COPD は，簡単にいうとうまく息を吐けない病気となるのですが，気道閉塞が高度に進むと，呼気のみならず吸気にも抵抗がかかってしまうために，このような頸部所見がみられるのではないかと考えられます．いずれにしても重症の COPD 患者さんには頸部に特徴的な身体所見が集中します．

### 文献

1) Broekhuizen BD, et al：The diagnostic value of history and physical examination for COPD in suspected or known cases：a systematic review. Fam Pract 26：260-268, 2009

# Question 14

COPDの患者さんです．視診にて，吸気時に肋間や季肋部が陥凹し，呼気時にそれが解除される現象を認めました（図14-1）．この徴候を何というでしょうか？

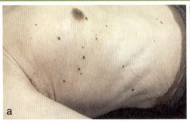
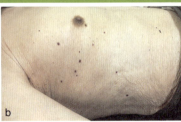

図14-1　COPD患者さんの視診所見
a：吸気，b：呼気

**ビギナーPT**
これは知っています！ Hoover徴候（Hoover's sign）ですね．健常人では，吸気時には胸壁が拡張するのが普通ですが，COPDの患者さんでは吸気時に肋間が陥凹するんですよね．

**エキスパートPT**
そうですね．吸気時に肋間組織が内方へ陥凹することは一般的にHoover徴候と呼ばれていますし，この質問形式と写真からの視診所見ではそれでよいとは思うので，まあ，正解としましょう．

**ビギナーPT**
「まあ，正解としましょう」ってどういうことですか？

**エキスパートPT**
そうですよね．ちょっと不可解ですよね．ある意味で，質問の仕方自体に問題がないわけではありませんし…何よりもほとんどの人は「吸気時の肋間の陥凹＝Hoover徴候」と思っているでしょうから….

**ビギナーPT**
えぇっ！「吸気時の肋間の陥凹＝Hoover徴候」ではないんですか？

**エキスパート PT**

　実はそうなんです．実際，「Hoover 徴候は肋間腔の陥凹と混同して用いられる場合があるので，正しい Hoover 徴候を啓発する必要がある」との報告があります[1]．確かに，COPD の患者さんには吸気時の肋間の陥凹が認められることが多いですよね．しかし，吸気時の肋間の陥凹という所見は，胸腔内の異常な陰圧を反映しているわけで，極端な場合，健常人であっても口と鼻を塞いで気道閉塞のような状態をつくって努力吸気することでも体験できますよね．

**ビギナー PT**

　なるほど．では，Hoover 徴候とは，正確にはどのような現象のことをいうんでしょうか？

**エキスパート PT**

　原著まで遡ると，吸気時における下部肋骨の内方偏位の所見が認められる現象が Hoover 徴候なんです[2]．つまり，吸気時における肋骨縁の内側への動き（肋骨角の鋭化）が認められる場合に Hoover 徴候といえるわけです（図 14-2）[3]．

**ビギナー PT**

　そういうことですか．下部胸郭の動きが伴う必要があるんですね．結構，細かな部分までこだわっている感じですね．でも，このような現象はなぜ起こるのでしょうか？

**エキスパート PT**

　吸気時に下部肋骨が内側へ移動し，引き込まれる現象は，肺過膨張

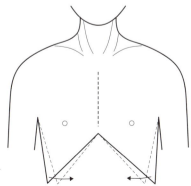

**図 14-2　Hoover 徴候**
［吉野克樹：Hoover のサインと呼吸筋疲労．呼吸 8：399-403，1989 より引用］

による横隔膜の平低化と関連しています．通常，横隔膜は下方向に収縮し，弛緩すると上に戻りますが，平低化した横隔膜は上下運動が行えず，横隔膜が収縮すると横隔膜付着部である季肋部や下部肋骨を胸郭内に引っ張り込むため，水平方向の運動になってしまうのです．

ビギナー PT

なるほど．肺過膨張によって平低化した横隔膜は，収縮する方向が下方向ではなく，内側方向になってしまい，横隔膜の付着部部分の下部肋骨が胸郭内に引き込まれるということですね．

エキスパート PT

そういうことです．これまでの話をまとめると，Hoover 徴候とは，吸気時に肋骨縁が内側へ動き（肋骨角の鋭化），肋骨縁の陥凹が認められる所見，ということになります．

> **正解** 一般的には Hoover 徴候とされる［正確には吸気時に肋骨縁が内側へ動き（肋骨角の鋭化）が伴うものを Hoover 徴候という］

## 解説

### Hoover 徴候の所見のとり方

表 14-1 に示すとおりで[4]，Hoover 徴候が認められる場合には，肋骨角が鋭角

表 14-1　Hoover 徴候の所見のとり方

| |
|---|
| ①患者さんを仰臥位にし，患者さんの正中線に向けて身を乗り出します． |
| ②右手を患者の左肋弓下に，左手を患者の右肋弓下にあて，両母指を正中の肋骨縁においておきます． |
| ③患者さんに深呼吸してもらいます．正常であれば，吸気時に左右の肋骨縁は外側に広がり，母指で形成される肋骨角が鈍角となり，呼気時には肋骨縁が元に戻り，肋骨角が鋭角となります．Hoover 徴候が認められる場合には，吸気時に肋骨縁が内側に移動し，急峻になります． |

［Orient JM（著），須藤　博，他（監訳）：肋骨下角と Hoover 徴候．サパイラ 身体診察のアートとサイエンス，原書第 4 版，pp372-374，医学書院，2013 より引用］

になります(図 14-3)．また，吸気時に両側の肋骨縁が陥凹して，視診にて観察される溝を Hoover 溝と呼びます．

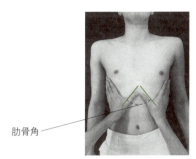

肋骨角

**図 14-3 Hoover 徴候の所見のとり方**
Hoover 徴候が認められる場合は，母指で形成される肋骨角が吸気時に鋭角になる．

**表 14-2 気道閉塞性疾患の各種所見の検知度**

| 所見 | 感度(%)<br>(95%信頼区間) | 特異度(%)<br>(95%信頼区間) | 陽性的中率(%)<br>(95%信頼区間) | 陰性的中率(%)<br>(95%信頼区間) | 観察者間一致：$\kappa$ 値<br>(95%信頼区間) |
|---|---|---|---|---|---|
| Wheezes | | | | | |
| 呼吸器科医 | 12(4-21) | 86(80-93) | 35(15-54) | 62(55-70) | 0.67(0.51-0.84) |
| レジデント | 22(12-32) | 88(82-94) | 52(33-71) | 65(58-73) | |
| Rhonchi | | | | | |
| 呼吸器科医 | 14(5-23) | 95(91-99) | 64(39-89) | 65(58-73) | 0.38(0.13-0.64) |
| レジデント | 22(12-32) | 93(88-97) | 64(43-84) | 67(59-74) | |
| 呼吸音の低下 | | | | | |
| 呼吸器科医 | 59(47-71) | 82(75-90) | 67(54-79) | 77(70-85) | 0.51(0.37-0.65) |
| レジデント | 55(42-67) | 76(68-84) | 57(45-70) | 74(66-82) | |
| Hoover 徴候 | | | | | |
| 呼吸器科医 | 58(46-70) | 86(80-93) | 71(59-83) | 77(70-85) | 0.74(0.63-0.86) |
| レジデント | 55(42-70) | 90(84-95) | 76(64-88) | 77(70-84) | |
| 臨床的印象 | | | | | |
| 呼吸器科医 | 83(74-92) | 81(73-88) | 72(61-82) | 89(82-95) | 0.61(0.49-0.73) |
| レジデント | 78(68-88) | 75(67-83) | 65(54-76) | 85(78-92) | |

・感度：疾患を有する人のなかで，検査が正しく陽性と判定する確率
・特異度：疾患のない人のなかで，検査が正しく陰性と判定する確率
・陽性的中率：検査で陽性と出た人のうち，実際に疾患にかかっている人の割合
・陰性的中率：検査で陰性と出た人のうち，実際に疾患にかかっていない人の割合
・観察者間一致($\kappa$ 値)：二人の観察者間の診断の一致度を評価する指標(0.6 以上あれば一致度が十分高いと判断される)

[García-Pachón E：Paradoxical movement of the lateral rib margin (Hoover sign) for detecting obstructive airway disease. Chest 122：651-655, 2002 より引用]

## Hoover 徴候の気道閉塞の検知度

172 人の患者さんの身体所見を調べた報告では，Hoover 徴候は呼吸器科医で感度 58％，特異度 86％，陽性的中率 71％，陰性的中率 77％であり，レジデントとの観察者間の一致では κ 値 0.74 とほかの所見よりも高いものでした(表 14-2)[5]．この報告からは，Hoover 徴候は気道閉塞性疾患(1 秒率 70％未満)の検出に非常に役立つ所見であるといえます．

#### 文献

1) 山城　信，他：Hoover 徴候の誤解に関する考察. 日呼吸会誌 3(suppl)：290, 2014
2) Hoover CF：The diagnostic significance of inspiratory movements of the rib costal margins. Am J Med Sci 159：633-646, 1920
3) 吉野克樹：Hoover のサインと呼吸筋疲労. 呼吸 8：399-403, 1989
4) Orient JM(著)，須藤　博，他(監訳)：肋骨下角と Hoover 徴候. サパイラ 身体診察のアートとサイエンス，原書第 4 版，pp372-374, 医学書院，2013
5) García-Pachón E：Paradoxical movement of the lateral rib margin (Hoover sign) for detecting obstructive airway disease. Chest 122：651-655, 2002

# Question 15

呼吸困難を訴えるCOPD患者です．頸静脈の怒張が観察されました（図15-1）．どのような病態が考えられるでしょうか？

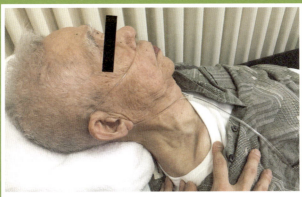

図15-1　COPD患者の頸動脈の怒張

**ビギナーPT**
　これは，フィジカルアセスメントの講義で聞いたことがあります．確か，心不全を合併している際に認められると記憶しています．

**エキスパートPT**
　いい線いっています☆　ではもう少し踏み込んでみましょうか．心臓は左心房・左心室・右心房・右心室の4つの部屋に分かれていて，大きく分けると右の心臓である右心系と左の心臓の左心系に分けられます．心不全は，左右どちらの機能が低下するかによって左心不全と右心不全に分けることができます．さて，頸静脈の怒張がみられた場合は，どちらの心不全と考えられますか？

**ビギナーPT**
　う〜ん．この辺は曖昧というか…ちょっとわかりません．

**エキスパートPT**
　頸静脈の怒張は，右心不全では必発であり非常に重要なサインです．覚えておいてください☆

**ビギナー PT**
　そうなんですか．でも，なぜ右心不全では頸静脈の怒張が観察されるんですか？

**エキスパート PT**
　全身からの静脈血は上大静脈と下大静脈から右心房に入り，それが右心室から肺に送られて，動脈血になって肺静脈を通り，心臓の左心房へ返ってきて，次いで左心室へ流入してからポンプ作用で全身に送り出されますよね(図15-2)．

　先ほども触れましたが，心不全の原因が右心房，右心室，肺動脈といった右心系にあるものを右心不全といい，左心房，左心室，大動脈といった左心系にあるものを左心不全といいます．頸静脈は，頭部か

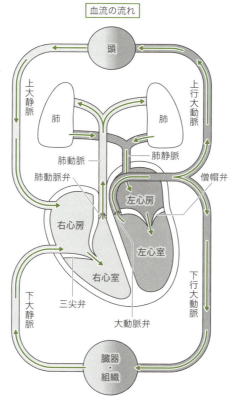

図15-2　血液の流れ

らの血液を右心房に送る静脈なので右心系ですよね．右心不全になると血液を肺に押し出せなくなるため，右心房に血液がたまります．そうなると右心房の圧力が上昇してしまいます．さらに右心房につながっている上大静脈圧，頸静脈の圧力も上がっていくわけです．つまり頸静脈内に血液がうっ滞した状態が，頸静脈怒張なのです（図15-3）．

**ビギナー PT**

なるほど．車の流れで例えたら，右心房に行く道路である頸静脈に渋滞が起きたわけですね．でも，COPDはもともと肺の病気なのになぜ右心不全になるんですか？

**エキスパート PT**

重要なところですね☆ 低酸素血症になると，肺以外の組織の血管では，血管を拡張させて局所への血流を増やして酸素の供給を少しでも増やそうとする現象がみられます．一方，肺血管については，肺胞内が低酸素状態になると，血管が収縮して血流を減少させ，ほかの元気な肺胞に血液を流そうとします．これを低酸素性肺血管収縮といいます．

慢性的に広範囲の低酸素血症になるとどうなるでしょうか．多くの肺血管が収縮し，硬くなってしまいますので，肺血管抵抗が上昇して肺高血圧が生じます．肺高血圧になると，右心室は，抵抗に逆らって

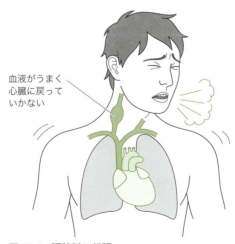

図15-3 頸静脈の怒張

がんばって肺に血液を送り出そうとして肥大してフル回転するわけですが，限界を超えるとその機能は弱まって右心不全の状態になってしまうのです．

**ビギナー PT**
なるほど．COPDでは，低酸素系肺血管収縮から肺高血圧症に陥るため，二次的に右心不全になるということですね．

**エキスパート PT**
そうですね．右の心臓である右心系の病気である右心不全は，心臓そのものではなく，いわゆる肺から来た心臓の病気であるということから「肺性心」といいます．肺性心は基礎となっている肺疾患の終末期の状態とされ，COPDでは死因の約1/4を占めているといわれています．

> **正解** 頸静脈の怒張は右心不全では必発である．

## 解説

### 頸静脈怒張の観察法

頸静脈の怒張は，一般に右内頸静脈の視診で観察します．これは，右内頸静脈と右心房は解剖学的にまっすぐにつながっているためです．胸鎖乳突筋の内側にあるため(図15-4)，肥満などでは観察しにくいことがあります．

頸静脈怒張は，座位で頸静脈が拡張して張り出して見える所見で，臥位では増強します．臥位では正常な人でも頸静脈を観察でき，頸静脈の怒張か判断が難しいこともあるので，基本的には，上半身を45°起こして観察するとよいでしょう．正常の場合，45°以上の座位では重力の影響で静脈血は下に落ちてくれるため，頸静脈の怒張は確認できなくなるのですが，右心不全によって右心房圧が高くなると，静脈血は心臓に戻りたくても戻れないため頸静脈怒張として観察されるのです．

また，内頸静脈で観察するのが一般的と述べましたが，外頸静脈でも怒張が

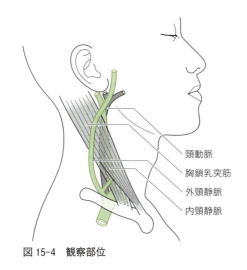

図 15-4　観察部位

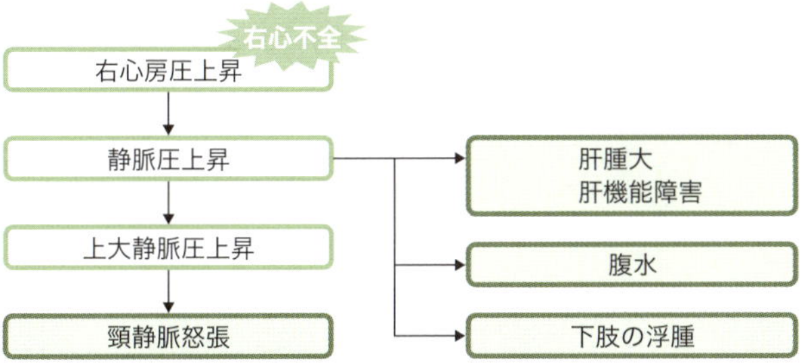

図 15-5　右心不全の症状
［仲田隆子：視診と触診．循環器ナーシング 4：51-55, 2014 より引用・改変］

みられる場合があります．もし，座位の状態で外頸静脈の怒張が確認できた場合には，右心房圧はかなり上昇していると判断してよいでしょう．ただし，外頸静脈は力むと怒張するので，その点は注意が必要です．

## 右心不全の症状

　頸静脈怒張は，右心不全を示す臨床的に重要な所見であり，また右心不全になるとなぜ頸静脈が怒張するのかをこれまで説明してきました．ここで，右心不全によるそのほかの症状について少し触れておきましょう．
　右心不全では，上大静脈と下大静脈を主とした体循環の静脈系にうっ血が生

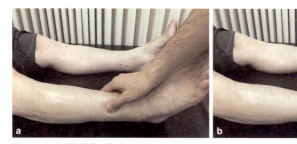

図 15-6　下腿浮腫の診方
a：指で 5〜10 秒間圧迫する．b：浮腫があると圧痕が残る．

じることによって症状が出現するわけですが，頸静脈の怒張のほかには，肝腫大，腹水貯留，下肢の浮腫などが認められます(図 15-5)．肝腫大と腹水貯留については，下大静脈のうっ血により肝腫大(肝うっ血)が起こり，その結果として門脈圧が亢進して，体液が過剰に腹腔内にたまる漏出性腹水を来すことになります．また，全身性の浮腫も認めますが，これは重力の影響から下腿浮腫として観察されることが多いのです(図 15-6)．

# Question 16

62歳の男性を座位で聴診したところ，両側の背側下肺野で吸気の終末に"パリパリ"という血圧計のマンシェットをはがすときのような音が聴取されました．この副雑音は何と表現されるでしょうか？ また，なぜこのような音がするのでしょうか？

**エキスパートPT**
　ということで，この"パリパリ"という音ですが，これは何という副雑音か，わかりますか？

**ビギナーPT**
　マンシェット，つまり，マジックテープをはがすときのような音ということですよね．確か，「ベルクロラ音」っていうのを聞いた記憶があります．

**エキスパートPT**
　そうです☆ ベルクロラ音，有名ですよね．でも，実は正式な名称ではないんです．通常聴取できない肺内から生じる異常な呼吸音のことを私たちは「ラ音」と呼んでいますよね．ですので，「ベルクロ・ラ音」ということになるんですが，「ベルクロ」は医学用語ではないんですよ．ベルクロとはマジックテープを作っている会社の名前なので，俗称なんです．

**ビギナーPT**
　えっ！ そうなんですか….

**エキスパートPT**
　ちなみに，ラ音の由来を「rales」だと思っている方も多いようですが，これも正確にいうと誤りなんです．もともと肺胞呼吸音由来の副雑音のことを，ドイツ語でRasselgeräusch（ラッセルゲロイシュ）と表記していたそうです．これが，第二次世界大戦後に日本では「ラッセル音」，略して「ラ音」という用語で使われるようになりました．ですので，まあ厳密にいえば「ラ音」も正確な学術用語ではない

ということになるかもしれませんね．

**ビギナー PT**

へぇ〜．知りませんでした．ところで，ベルクロラ音ですが，正式には何と表現されるんでしょうか？

**エキスパート PT**

ちょっと脱線しましたね（汗）．確かにベルクロラ音という呼び名が使われていたのは事実なんですが，1985年に日本で開催された第10回国際肺音学会で肺音用語の統一が提唱されてからは使われなくなりました（表16-1）．アメリカ胸部疾患学会（ATS）の公式用語では「fine crackles」が使われています．クラックル（crackles）とは，もともと語源からは断続的な音の「パリパリやプチプチ」という意味があります．またさらにcracklesの音質の違いから"fine"（細かい）と"coarse"（粗い）に分けられます．ですので，fine cracklesは「細かい断続性ラ音」ということになります．日本においては「捻髪音」と表現されています．

**表16-1 ラ音の4分類と各国の命名**

|  | 日本 | 英国 | 独 | 米国 | 仏 |
|---|---|---|---|---|---|
| Discontinuous<br>Fine<br>(high pitched,<br>low amplitude,<br>short duration) | 捻髪音 | Fine crackles<br>(=Fine rales/<br>crepitations) | Feines<br>Rasseln | Fine<br>crackles | Rales<br>crepitants |
| Coarse<br>(low pitched,<br>high amplitude,<br>long duration) | 水泡音 | Coarse crackles<br>(=Coarse rales/<br>crepitations) | Grobes<br>Rasseln | Coarse<br>crackles | Rales bulleux<br>ou<br>Sous-crepitants |
| Continuous<br>High pitched | 笛（様）音 | Wheeze<br>(=High pitched<br>wheeze/rhonchus) | Pfeifen | Wheezes | Rales sibilants |
| Low pitched | いびき<br>（様）音 | Rhonchus<br>(=Low pitched<br>wheeze/rhonchus) | Brummen | Rhonchus | Rales ronflants |

［三上理一郎：肺の聴診に関する国際シンポジウム．ラ音の分類と命名．日医師会誌 94：2055, 1985 より引用］

Question 16

**ビギナー PT**
日本では「捻髪音」ですか.

**エキスパート PT**
「捻髪音」という漢字から連想できると思いますが, "パリパリ"という音は, 髪の毛を耳元で捻じる音に似ていますよね.

**ビギナー PT**
な〜るほど. ところで, この問題では捻髪音は, 姿勢は座位, 部位は背側下肺野, タイミングは吸気の終末, で聴取されたわけですよね. なんか, 捻髪音の聴取にあたってはいろいろな条件が必要なような感じがしますが, これには理由があるんでしょうか？

**エキスパート PT**
なかなかいいところに気づきましたね. では, 捻髪音の発生メカニズムについてまず説明しておきましょう. 捻髪音は, 呼気時にいったん虚脱した細かい気管支が, 吸気後半に突然に再開通することによって音が発生します. 特に線維化がある場合には, 柔軟性がなくなり, 吸気の終わりのほうで一気に広がってパリッという感じで音が出るわけです. ですので, 最大呼出位で数秒息止めしてから深吸気をしてもらうと明瞭化しますよ.

**ビギナー PT**
そういうことですか. 気道内に細かな分泌物があって, それが震えてパリパリという音を出しているんじゃないんですね.

**エキスパート PT**
そういうことです. ちなみに, crackles は "fine" (細かい) と "coarse" (粗い) に分けられることは, 先ほどお話ししましたが, 粗い断続性ラ音 (coarse crackles), 日本では「水泡音」といいますが, こちらは気道内分泌物の液体膜が気流によって破裂することで音が発生します.

**ビギナー PT**
crackles (断続音) でも, fine (細かい) と coarse (粗い) では, 発生機序が違うのですね. では, 背側の下肺野で捻髪音が聴取されたのはなぜなんでしょうか？

103

**エキスパート PT**

これは，ちょっと自分でも考えてみましょうか．そのまま素直に考えればわかると思いますよ．

**ビギナー PT**

あっ，そうか．病変が下肺野にあるということですね．

**エキスパート PT**

そのとおりです☆ 62歳の男性ということと聴診所見だけでは，はっきりとしたことはいえませんが，本症例は，特発性間質性肺炎のなかの特発性肺線維症の可能性が高いと思います．典型的な場合は，fine crackles はX線で異常を認める前に聴取できることから，特発性肺線維症の早期の検出法として唯一実用的な方法とされています[1]．病変は肺底区に好発するので，背部の下肺野で捻髪音が聴取されたと考えてよいと思います．もちろん，重症度が進行すると捻髪音は上方へと広く分布するようになります．ただし，捻髪音は重力の影響を受けるため，体位によって変化することも知っておいてください．

**ビギナー PT**

体位によって変化するとは，どういうことでしょうか？ この症例では座位で聴取されていますよね．

**エキスパート PT**

捻髪音は，腹臥位やそれに近い体位での聴診は，座位で聴取するのと比べて，音が減弱します（図16-1）．これは，腹臥位やそれに近い体位では病変のある下肺野が上になるので，重力によって背側の下肺野

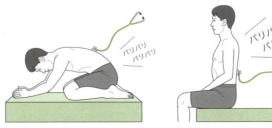

**図 16-1　聴診時の姿勢**
捻髪音は，腹臥位かそれに近い体位での聴診では減弱する．
[https://www.kango-roo.com/sn/k/view/2723 より引用（2017. 9. 11 閲覧）]

の肺が膨らみ，細かい気管支の閉塞が起こりにくくなるためなんです．

**ビギナー PT**

捻髪音は体位，つまり重力の影響を受けるわけですね．

**エキスパート PT**

そういうことです．ですので，音の大きさの変化をすぐに病態や体調の変化として捉えるのではなく，まずは患者さんの体位がどうなっているのかを確認することが大切なんですね．特にベッドサイドでの聴診では，背側の下肺野の捻髪音は背臥位では増強し，腹臥位では減弱，ないし場合によっては消失することもあるので，体位の影響を考慮して聴診する必要があります．

**ビギナー PT**

わかりました．理解できました！

>  捻髪音（fine crackles）と表現され，呼気時にいったん虚脱した細かい気管支が，吸気後半に突然に再開通することによって音が発生する．

## 解説

### 呼吸音（肺音）の分類

肺音は，呼吸音と副雑音に大きく分けることができます（図16-2）．呼吸音には正常と異常があり，減弱・消失，呼気延長，気管支呼吸音化などは異常呼吸音となります．副雑音は正常では聴取できない異常音で，呼吸運動に伴って肺内から発生するラ音と肺外から発生する異常呼吸音である胸膜摩擦音，Hamman's sign などに分類されます．異常呼吸音にはラ音のほかに呼吸音の減弱・消失，呼気延長，気管支呼吸音化も含まれていることに注意が必要です．

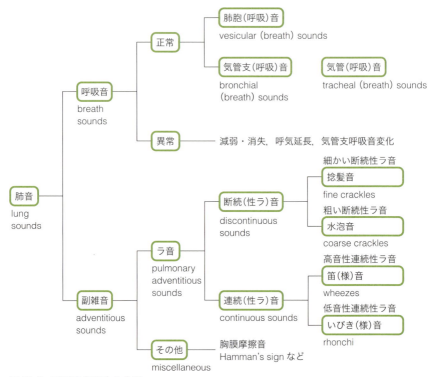

図 16-2　呼吸音(肺音)の分類
[三上理一郎：肺の聴診に関する国際シンポジウム．ラ音の分類と命名．日医師会誌 94：2052，1985 より引用]

## 正常な呼吸音

　正常な呼吸音には肺胞呼吸音，気管支呼吸音，気管呼吸音の 3 つがあります．肺胞呼吸音は肺野末梢の胸壁上の大部分で聴取されます．音は柔らかくて小さく，呼気よりも吸気で明瞭で，吸気は一定の大きさですが，呼気は初めに少し聴こえる程度です．吸気と呼気の間のポーズはほとんどありません．胸壁の聴診部位により呼吸音の大きさは異なります．聴診の順序は，頭側から末梢へ「己」という漢字を一筆書きする順で左右交互に聴きます(図 16-3)．

　気管支呼吸音は太い中枢気道の近傍の胸壁上で聴取されます．肺胞呼吸音とは違って，吸気も呼気も聴取され，呼気のほうがより明瞭ですが，吸気と呼気の間のポーズははっきりしません．正常では前胸部では胸骨上部，背部では肩

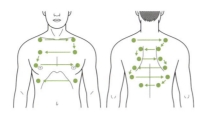

柔らかい音「すー」という感じの音で、強さは吸気＞呼気

肺胞呼吸音

吸気　呼気

図 16-3　肺胞呼吸音の聴診部位と順序

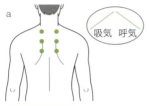
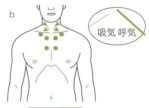

● 気管支呼吸音
肺胞呼吸音より大きく，高調な音．
吸気と呼気の切れ目がはっきりしない．
胸骨上，肩甲骨間で聴かれる．

▲ 気管呼吸音
吸気と呼気の間に切れ目．
粗い感じの呼吸音．
頸部気管上で聴こえる．

図 16-4　気管支呼吸音と気管呼吸音の聴診部位

甲骨間部，肺尖部のみ聴取され(図16-4a)，それ以外の胸壁で聴取される場合は異常となります(肺胞呼吸音の気管支呼吸音化)．

気管呼吸音は頸部気管上(胸郭外気管上)で聴取されます．吸気より呼気のほうが大きく，粗い音で，吸気と呼気の間に明瞭なポーズがあります(図16-4b)．

## 呼吸音の異常

呼吸音の異常の減弱・消失は，判定が難しいため，左右対称に注意深く聴診する必要があります．換気量が減少し気流量そのものが低下している場合と肺から胸壁への音の伝播が障害されている場合に起こります．換気量が減少する疾患にはCOPD，神経筋疾患などによる呼吸筋不全，腫瘍による高度な気道狭窄などが，伝播障害には気胸，胸水貯留，無気肺などがあります．呼気延長

は，気流閉塞に伴って気道の抵抗が増加したときに認められる所見で，気管支喘息，COPD などの閉塞性肺疾患や気道狭窄で起こります．気管支呼吸音化は，先にも少し触れましたが，本来は肺胞呼吸音が聴かれるべき肺野で気管支呼吸音が聴取される現象です．含気の低下や液体貯留などによって肺実質の音の伝播を亢進させる病変(肺炎，無気肺，肺水腫など)の存在が考えられます．

## ラ音

ラ音は断続性と連続性に分類されます．断続性ラ音には捻髪音(fine crackles)と水泡音(coarse crackles)があります．連続性ラ音は，笛(様)音(wheezes)といびき(様)音(rhonchi)に分けられます(表16-2)．

捻髪音は，「パリパリ」と表現される細かい，高音性の小さな断続性の音で，吸気後半に出現します．呼気時に閉塞していた末梢気道が吸気時に急に再開通することで発生します．特発性肺線維症などの間質性肺疾患や肺水腫の初期などに聴取されます(図16-5)．

水泡音は，「ブツブツ」と表現される粗い，低音性の大きな断続性の音で，吸気から呼気の初めまで聴くことができますが特に早期吸気相で聴取されるのが特徴です．中枢気道にある分泌液の膜が吸気時に破れる際に発生します．肺炎，肺水腫，びまん性汎細気管支炎(DPB)，気管支拡張症などの気道内に分泌物が貯留する疾患で確認できます．咳をさせると減弱したり，消失したり，また聴取部位が変化したりすることがあります(図16-6)．

笛(様)音といびき(様)音はどちらも連続性の音で，呼気と吸気のどちらでも聴くことができますが，特に呼気時に強くなります．気管や気管支の狭窄に

表 16-2　ラ音の分類

|  | 断続性ラ音<br>(吸気時 > 呼気時) | 連続性ラ音<br>(吸気時 < 呼気時) |
|---|---|---|
| 高音性 | 捻髪音<br>Fine crackles<br>(ファインクラックル)<br>パリパリ | 笛様音<br>Wheeze(ウイーズ)<br>ヒューヒュー |
| 低音性 | 水泡音<br>Coarse crackles<br>(コーズクラックル)<br>ブツブツ | いびき様音<br>Rhonchi(ロンカイ)<br>グーグー |

よって，空気の乱流(不規則な流れ)が生じ，それが気管支壁を振動させることで発生します．気管や気管支の狭窄は分泌物，粘膜浮腫，腫瘍などによって生じます．一過性に気道内に分泌物が貯留したことにより限局した連続性ラ音が聴取されることがありますが，その場合は数回の咳によって消失します．笛

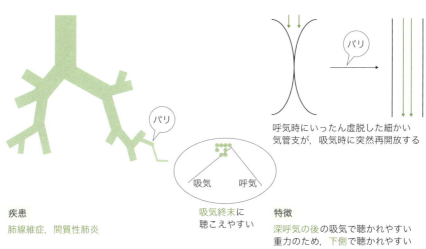

図 16-5　細かい断続性ラ音：捻髪音 Fine crackles（ファインクラックル）

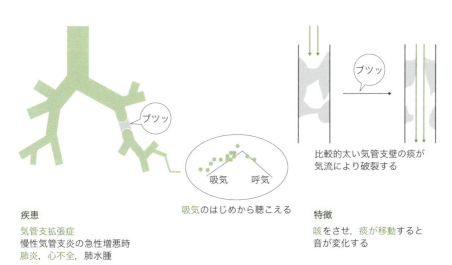

図 16-6　粗い断続性ラ音：水泡音 Coarse crackles（コーズクラックル）

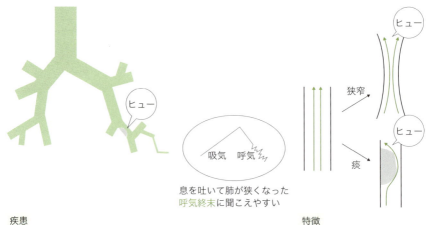

図 16-7 高音性連続性ラ音：笛様音 Wheeze（ウイーズ）

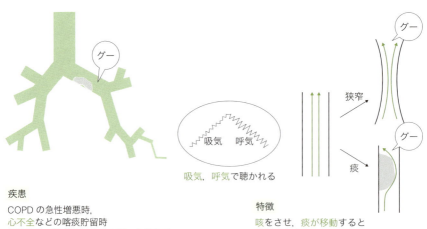

図 16-8 低音性連続性ラ音：いびき様音 Rhonchi（ロンカイ）

　（様）音は，比較的細い気管支の狭窄で発生する「ヒューヒュー」，「ピーピー」と表現される高音性の音で，気管支喘息に特異的ですが，肺がんや気管支異物などでも聴取されます（図 16-7）．

　いびき（様）音は，比較的太い気管支の狭窄で発生する「グーグー」と表現さ

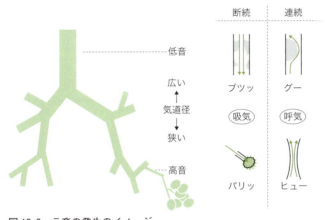

図 16-9　ラ音の発生のイメージ

れる低音性の音で，COPD，気管支拡張症などで確認できます(図 16-8).

ラ音の発生のイメージを図 16-9 にまとめてみました．断続性は主に吸気，連続は主に呼気に，気道径が狭い末梢側の病変では高音性，広い中枢側では低音性のラ音が聴取されると覚えておくとよいでしょう．

## その他の副雑音

胸膜摩擦音(pleural friction rub)や Hamman's sign などがあります．胸膜摩擦音は，断続性ラ音と紛らわしい「ギューギュー」といった断続的な音です．吸気と呼気の両方で聴取され，主に呼気優位であることで区別することができます．壁側胸膜と臓側胸膜との間の摩擦や軋みによって発生します．結核性胸膜炎や癌性胸膜炎の癒着過程で確認できます．この音が聴取された場合には，線維素に富んだ少量の胸水があって，まだ完全に癒着していない状態と推察できます．Hamman's sign は，心収縮期に同期した「プチプチ」とした雪を握るようなクリック音で，縦隔気腫や左の軽度の気胸で聴取されることがあります．

**文献**
1) Bohadana A, et al：Fundamentals of lung auscultation. N Engl J Med 370：744-751, 2014

# Question 17

図 17-1 は，人工呼吸器管理中の患者さんの胸部 CT 像です．下側肺障害を認めますが，打診によって障害領域を推察することはできるでしょうか？

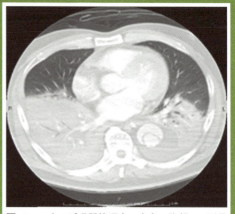

図 17-1　人工呼吸器管理中の患者の胸部 CT 所見

**エキスパート PT**

打診は，身体の表面を叩くことによって生じる音の性質や手指に伝わる振動から，その場所の内部の様子を推定する方法です．それほど精度の高い手技ではなく，打診だけで診断を確定できるようなことはありませんが，肺の含気状態，体液貯留の有無，胸部における臓器の位置関係と大きさ，横隔膜の高さや動きなどのアセスメントを，道具を使わずに簡単に実施できます．さて，いかがでしょうか？

**ビギナー PT**

打診についてはそれなりに知っていますが，正直なところ，臨床ではあまり使っていませんでした（汗）．この場合，前胸壁を打診すれば，肺の含気量が減少しているわけですので，打診音の響きは鈍くなるとは思いますが…．下側肺障害の障害領域の推定ですか？ 今までそのような評価の仕方はしたことがなくて….

**エキスパート PT**

では，ちょっと復習です．肺肝境界とか心濁音界というのは覚えていますか？

Question 17

**ビギナー PT**
　はい．打診音には，鼓音，清音，濁音とあって，正常な場合，清音は正常肺野の打診音，濁音は心臓とか肝臓の上の打診音になります．肺肝境界は右肺野の清音と肝臓の濁音の境界で，心濁音界は肺野の清音と心臓の濁音の境界のことをいいます．

**エキスパート PT**
　そうです☆　ちなみに，肺肝境界が下降する疾患には肺気腫や緊張性気胸などがあり，逆に上昇する疾患には無気肺，胸水貯留，肝腫大，横隔膜挙上などがあります．
　要するに，打診では清音と濁音の境界がわかるということなんです．

**ビギナー PT**
　えっ！　でも，問題の CT 所見からは肺肝境界が上昇しているかどうかはわかりませんよね？

**エキスパート PT**
　もちろんそうです．肺肝境界の正常な位置は，一般的に第 6 肋骨下縁あるいは第 7 肋骨上縁といわれていますが，これは右鎖骨中央線上，つまり右前胸壁を上下に評価した場合です．問題の症例においても肺肝境界は上昇している可能性はありますが，この CT 所見では判断できません．しかし，胸郭側面を腹側から背側に向けて打診した場合の所見はどうなるでしょうか？

**ビギナー PT**
　そういうことですか．腹側の正常肺野部分は清音で，そこから背側に打診をしていく（図 17-2）と障害部位領域は濁音になるので，清音と濁音の境界が同定できるということですね（図 17-3）．

**エキスパート PT**
　特に急性呼吸促迫症候群（ARDS）の患者さんでは，背臥位での人工呼吸管理中に重力の影響を強く受け，下側肺障害が発生しやすくなります．
　ということで問題の答えは，胸壁の頭尾方向の打診のみならず，胸郭側面上での腹側から背側への打診によって，下側肺障害の存在と障害された範囲を推察することができる，ということになります（図 17-4）．

**ビギナー PT**
そういうことですか！ 打診所見は画像所見と統合してみるとおもしろいですね．

**エキスパート PT**
そうなんです．実際に胸郭側面上で腹側から背側へ打診すると，清音と濁音の境界を比較的水平に認めることが多いですね．そして，腹臥位などの体位変換によって下側肺障害が改善されたかどうかの評価

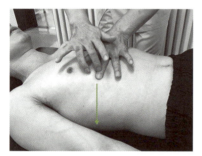

図 17-2　胸郭側面に対する打診

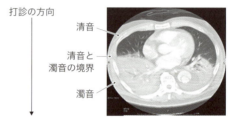

図 17-3　清音と濁音の境界
下側肺障害がある場合，腹側から背側に向けて打診を行うと，清音から濁音に変わる境界が出現する．

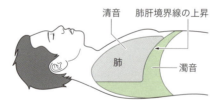

図 17-4　下側肺障害における側面から打診による清音と濁音

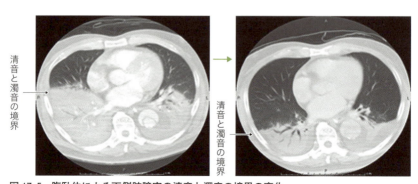

図 17-5　腹臥位による下側肺障害の清音と濁音の境界の変化

にも有効となります（図17-5）．また，胸水がある場合では，体位を背臥位から側臥位にして打診を行うと，濁音領域が清音となり，清音と濁音の境界が移動するのを確認できますよ．

ビギナー PT
　打診はあまり臨床ではあまり使う価値がないと思っていましたが，認識が変わりました．

エキスパート PT
　もちろん，打診だけが有効というわけではありません．視診や触診，そして聴診をあわせてフィジカルアセスメントをしっかり身につけておきたいですね．

> **正解**　胸壁の頭尾方向の打診のみならず，胸郭側面上で腹側から背側への打診によって，下側肺障害の存在と障害された範囲を推察することができる．

## 解説

### 打診方法

　打診指は利き手の中指を使い，被打診指の中指の遠位指節間関節を胸壁に強く密着させます（図17-6）．打診指を鉤状に曲げて，スナップをきかせて垂直に

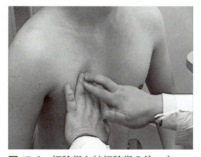
図17-6　打診指と被打診指の使い方

指頭で遠位指節間関節のやや爪寄りの部分を叩打します(図17-7). 手首を柔らかく動かして, 軽く叩いた後に素早く打診指を被打診指から離して, 音が弱まらないようにするのがコツです. また, この際には, 音ばかりを頼りにするのではなく, 被打診指に響く感じもあわせて判断するのがよいでしょう.

打診の順序は, 一般的に前胸部は右鎖骨上, 背部は左上から始め, 左右交互に対称に叩き, 順次下方に向かう順で行います(図17-8).

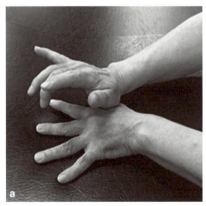 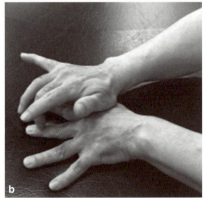

図 17-7　叩き方の実際
a：打診指を鉤状に曲げ, 肩の力を抜き前腕が楽に動くようにする.
b：打診指の手関節のスナップをきかせて2回ずつ打つ.

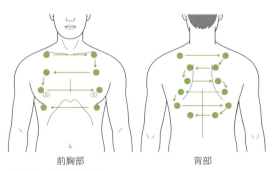

前胸部　　　　　背部

図 17-8　打診の順序

## 打診音

打診音は，清音，濁音，鼓音の3種類に分けることができ，これらの打診音が本来ある位置で確認できるか，また肺の左右の同じ部位を比較した際に左右差がないかを評価します(図17-9).

> ①清音：空気と水成分の混合物を打診した音で，正常の肺野の打診音です．空気を含んでいるので，音質は低く・張りのある澄んだ音になります．
> ②濁音：水成分を打診した音で，正常では，心臓，肝臓，横隔膜上の実質臓器の打診音です．含気量が低下または消失しているので，音質は高く・鈍い，響かない音になります．肺野でこの濁音が確認できる疾患は，胸水貯留，無気肺，間質性肺炎，胸膜肥厚などです．
> ③鼓音：空気成分を打診した音で，胸壁では，胃泡が存在する左季肋部のみに認められる打診音です．音質は高く・よく響く音です．胃泡以外で確認できる疾患では肺嚢胞，限局性の気胸などがあり，肺野全体で確認できる疾患には，気胸，重症COPD，気管支喘息の発作時などがあります．

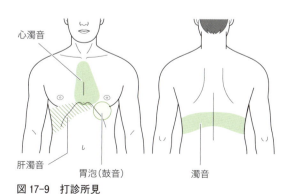

図17-9　打診所見

表 17-1　打診と疾患の関係

| | |
|---|---|
| **肺野が濁音** | 胸水貯留，無気肺，間質性肺炎，広範な肺炎，胸膜肥厚 |
| **胃泡以外での鼓音** | 肺囊胞，限局性の気胸 |
| **肺野全体の鼓音** | 気胸，COPD，気管支喘息発作 |
| **肝肺境界の下降** | COPD，気管支喘息発作，高度な気胸 |
| **肝肺境界の上昇** | 胸水貯留，無気肺，横隔膜挙上，肝腫大 |

## 横隔膜の高さと可動範囲

　横隔膜の上には肺があり，下には腹部臓器があるので，横隔膜の高さが同定できます．前胸部から側胸部では，右は肺と肝臓との境界線の位置(肺肝境界線)が，左では肺と胃との境界線の位置がそれぞれ横隔膜になるので，頭尾の方向に打診していくと，右は清音から濁音に，左は清音から鼓音に変わる高さが横隔膜の位置であると同定できます．なお，右には肝臓があるため，左に比べて右の横隔膜のほうが 0.5〜1 cm ほど高い位置にあります．

　横隔膜の可動範囲は，通常，深呼気と深吸気による肺肝境界線の上下の動きで把握できます．深吸気時と深呼気時の肺肝境界線の差は，正常では 3〜5 cm あります．COPD などでは両側性に，胸水貯留などでは片側性に横隔膜の可動範囲は減少することになります．また，肺過膨張時(重症 COPD や気管支喘息の発作時)には横隔膜の可動範囲の減少のほかに，肺肝境界線の下降も認められます．逆に胸水貯留，無気肺，横隔膜挙上，肝腫大などでは肺肝境界線が上昇します．

　表 17-1 に打診と疾患の関係をまとめておきます．

# Question 18

下記の患者さんの動脈血液ガス分析(自発呼吸,室内気吸入下)のデータから,換気血流比の不均等,拡散障害,右左シャント,肺胞低換気のうち,いずれの病態が存在しているでしょうか？

> PaO₂ 50 Torr, PaCO₂ 72 Torr

**エキスパート PT**

動脈血液ガス分析(血液ガス)から PaO₂ と PaCO₂ だけが提示されています．さて，どうでしょうか？ この問題はある計算式を知っていれば，それほど難しくないとは思うんですけど….

**ビギナー PT**

う〜ん？ このデータのみから，換気血流比の不均等，拡散障害，右左シャント，肺胞低換気のどれがあるかを判断するんですか？ 正直，この辺，苦手なんですよね…(汗).

**エキスパート PT**

それでは，まずは，PaO₂ と PaCO₂ の基準値については知っていますか？

**ビギナー PT**

PaCO₂ の基準値は 35〜45 Torr で，PaO₂ は…え〜と…，60 Torr 以上でしょうか？

**エキスパート PT**

PaCO₂ の基準値は 35〜45 Torr で正解です．PaO₂ のほうは残念ながら不正解です．60 という数字は，たぶん，呼吸不全の定義から出てきたんでしょうね．室内空気吸入下の PaO₂ が 60 Torr 以下を呼吸不全といいますから．

**ビギナー PT**

そうです．う〜ん，PaO₂ の基準値ですか…正常値っていうことですから，100 Torr に近い数値になるんですか…？

119

**エキスパートPT**

　$PaCO_2$の基準値が40±5 Torrとはっきりしているのは，年齢の影響を受けないからです．一方，$PaO_2$は年齢の影響を受けるんです．年齢とともに低下するんですね．ですので，$PaO_2$のほうは曖昧になってしまいます．でもまず，正常値は80〜100 Torrと覚えておいてよいでしょう．

**ビギナーPT**

　わかりました！　では，設問の症例の$PaO_2$ 50 Torrという数値は基準値を下回っているので低酸素血症であることはもちろん，60 Torr以下ですので呼吸不全を呈しています．また$PaCO_2$ 72 Torrという数値は高二酸化炭素血症ということですね．

**エキスパートPT**

　そうですね☆　血液ガス分析では，まず低酸素血症の有無をみて，そして二酸化炭素の変化をみます．そして次ですが，問題があったら，$A-aDO_2$を確認することが必要になってきます．$A-aDO_2$については知っていますか？

**ビギナーPT**

　「エーエーディーオーツー」ですね．もちろん聞いたことはありますが…，肺胞…なんとか較差っていうような感じだったかと……．

**エキスパートPT**

　「肺胞気動脈血酸素分圧較差」です．$A-aDO_2$は，alveolar-arterial oxygen differenceの略語ですね．ですので，

Alveolar-arterial Oxygen Difference
　‖　　　‖　　　‖　　　‖
　肺胞　　動脈　　酸素　　較差

ということになります．肺胞のなかの$O_2$濃度である肺胞気酸素分圧は$P_AO_2$で，動脈のなかの$O_2$濃度である動脈血酸素分圧は$PaO_2$なので，Aの大文字とaの小文字とが区別されているわけです．$A-aDO_2$は，肺胞のなかの$O_2$が動脈血にちゃんと染み込んでいっているのかを，$P_AO_2$と$PaO_2$の差でみているということになります．

**ビギナー PT**

なるほど．A-aDO$_2$ は，肺胞気と動脈血との間での酸素分圧の差ってことですね．

**エキスパート PT**

肺胞と毛細血管の間ではガス交換が行われ，肺胞内の O$_2$ は，肺胞を取り囲んでいる毛細血管内へ移動しますよね（図 18-1）．この移動は分圧差に応じた受動的な拡散で行われています．CO$_2$ は逆に毛細血管から肺胞へと拡散されます．この拡散能ですが，CO$_2$ は O$_2$ の 20 倍以上あります．つまり，CO$_2$ の拡散は障害されることがないと考えてよいので，P$_A$CO$_2$＝PaCO$_2$ となり，P$_A$CO$_2$－PaCO$_2$＝0 Torr となるわけです．

一方，P$_A$O$_2$－PaO$_2$ は，CO$_2$ とは異なり，0 Torr とはならないんです．理想肺では 0 Torr ですが，実際には生理的な換気血流比不均等や生理的なシャントが存在するので，較差が生じます．この較差が「肺胞気動脈血酸素分圧較差：A-aDO$_2$」ということです．健常人では室内気吸入下で 5～15 Torr が基準値となります．臨床現場では 20 Torr 以上を明らかな異常と考えてよいでしょう．

**ビギナー PT**

わかりました．A-aDO$_2$ の値が 20 Torr 以上の大きな値になっているということ（開大）は，拡散に関与する肺胞か血流に問題が生じているということを意味しているわけですね．

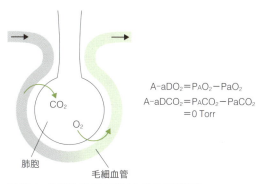

**図 18-1 肺胞と毛細血管におけるガス交換**

**エキスパートPT**

そのとおりです☆ A-aDO₂の開大は，肺胞でなんらかのガス交換障害が存在していることを意味しています．呼吸不全や低酸素血症の病態生理学的な原因には，a. 換気血流比の不均等，b. 拡散障害，c. 右左シャント，d. 肺胞低換気の4つがあります．このうちA-aDO₂の開大が認められるのは，前の3つのa. b. c. であって，d. では開大しません．これらの病態については解説の項で説明しますが，低酸素の原因を探るためには，A-aDO₂を確認することがきわめて重要となるんですよ．

**ビギナーPT**

なるほど．でも，このA-aDO₂，設問には数値が示されていませんよね？

**エキスパートPT**

ええ確かにそうですが，先ほどA-aDO₂＝PAO₂－PaO₂であることは説明しましたよね．

**ビギナーPT**

あっ！ A-aDO₂は計算で求めることができるってことか．ん〜，でも…，PAO₂の値がわかりませんよ．

**エキスパートPT**

そうですよね．肺胞を介して直接に測定することはちょっとできませんしね．でも，PAO₂はPaCO₂がわかれば求められるんです．Question 8を思い出してみてください．臨床で大切になる計算式を説明しましたよね．

**ビギナーPT**

え〜と…．そうか！ 肺胞気式ですね．

$$P_AO_2 = 150 - \frac{PaCO_2}{0.8}$$

これを使えばいいんですね．

**エキスパートPT**

そうです．簡単に復習すると，吸入気酸素分圧（PIO₂）は，大気圧760 Torrでは，（760－47）×0.21＝150 Torr でしたよね．

$$P_AO_2 = 150 - \frac{PaCO_2}{0.8}$$

ですので，

$$A-aDO_2 = P_AO_2 - PaO_2 = 150 - \frac{PaCO_2}{0.8} - PaO_2$$

から計算できることになります．

**ビギナーPT**

なるほど．そうすると，この設問の場合は，A-aDO₂＝150－72/0.8－50＝10 となります．この値は，正常ですね．A-aDO₂ は開大していないということですので，先に説明していただいたように，肺胞と血流には異常がない，つまり肺胞レベルでのガス交換障害がないということを意味しているわけですね．

**エキスパートPT**

そういうことです☆ わかりやすくいえば，肺胞に入った O₂ 自体は，ちゃんと動脈に染みわたっているということです．普通，肺胞レベルの病気では，A-aDO₂ が開大して，その結果，低酸素血症になるわけですが，この設問の場合では，「明らかに低酸素だけれど，A-aDO₂ は開大していない」というところがポイントなんですね．

**ビギナーPT**

ということは，この設問の場合は，肺胞にたどり着く前，つまり肺胞よりも手前に障害が起こっているということですね．

**エキスパートPT**

いいですね！ 問題は，肺胞レベルではなく，肺胞まで空気がやってこないことなんです．ということで，この問題の出し方を少し変えると，換気血流比の不均等，拡散障害，右左シャント，肺胞低換気のうちで，肺胞まで空気がやってこない病態はこのなかのどれか？ というような感じにもなります．

**ビギナーPT**

正解は，肺胞低換気です．

**エキスパート PT**

そうですね☆ 肺胞低換気は，肺胞レベルの問題ではないので，A-aDO$_2$ が開大することはありません．ただし，注意しなければいけないことがあります．先ほどの計算式で，150 が使えるのはあくまで室内気吸入下のときであって，酸素吸入中では使えないということです．

**ビギナー PT**

吸入気酸素分圧が変わるからですね．

**エキスパート PT**

そうなんです．この辺は，また次に考えてみましょう．

> **正解** 肺胞低換気

## 解説

### 呼吸不全・低酸素血症の原因

呼吸不全や低酸素血症の病態生理学的な原因には，a．換気血流比の不均等，b．拡散障害，c．右左シャント，d．肺胞低換気の 4 つがあります（図 18-2）．
換気血流比不均等とは，換気（$\dot{V}_A$）と血流（$\dot{Q}$）のバランスがとれていない状態をいい，$\dot{V}_A/\dot{Q}$ ミスマッチともいいます．換気が非常に少ない肺胞があれば，毛細血管の血流量がいくらあっても，肺胞でのガス交換は障害されます．逆に毛細血管血流量が少ない場合は，肺胞換気量がいくらあってもやはりガス交換は障害されるわけです．つまり，前者は換気＜血流の関係にあり，疾患では間質性肺炎，肺水腫，ARDS，無気肺などによって起こります．後者では換気＞血流の関係となります．疾患では COPD，肺塞栓症などがあります．呼吸器疾患における低酸素血症の多くは，換気＜血流の関係による換気血流比の不均等が原因です．

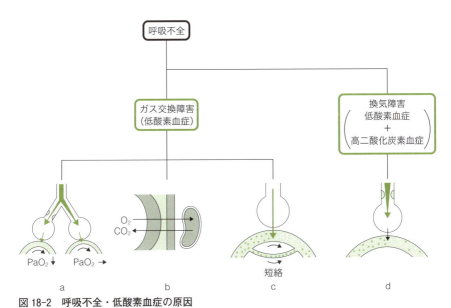

**図 18-2 呼吸不全・低酸素血症の原因**
a：換気血流比の不均等($\dot{V}_A/\dot{Q}$ ミスマッチ)，b：拡散障害，c：右左シャント，d：肺胞低換気
[日本呼吸器学会肺生理専門委員会，日本呼吸管理学会酸素療法ガイドライン作成委員会(編)：酸素療法ガイドライン．pp6-9，メディカルレビュー社，2006 より引用・改変]

　拡散障害があると，$O_2$ が十分に肺胞まで届いても，$O_2$ は肺胞から毛細血管への移動がうまくできません．そうすると，酸素化されない血流が増えることになり，低酸素血症が起こります．臨床においては，この拡散障害が安静時の低酸素血症の原因になることはほとんどありませんが，間質性肺炎の労作時では低酸素血症の原因になっていると考えられています[1]．

　右左シャントとは，静脈血が肺で酸素化されることなく短絡し，直接に動脈血に流入することをいいます．そのため，静脈血が混合した動脈血では $PaO_2$ が低下することになります．シャントを起こす疾患としては，肺動静脈瘻や心臓奇形のほか，肺胞の虚脱(無気肺)や肺胞内の充満(肺炎，肺水腫)などが挙げられます．

　ここまでは，$A-aDO_2$ が拡大する病態の説明でしたが，最後は $A-aDO_2$ は拡大しない肺胞低換気(換気障害)についてです．肺胞換気量が低下すると，肺胞内と血液中の $O_2$ が少なくなり，逆に $CO_2$ が増えて蓄積され，高二酸化炭素血症を呈するようになります．肺胞低換気は $PaO_2$ を低下させて，低酸素血症を引き起こします．呼吸中枢に影響する脳血管障害などの呼吸ドライブの低下，

神経筋疾患などでみられるほか，痰による無気肺や気管支喘息などによる気管支の狭窄でも起こります．

## 血液ガス所見による呼吸不全の評価アプローチ

低酸素血症の病態生理学的機序としては，換気血流比の不均等，拡散障害，右左シャント，肺胞低換気の4つで通常は説明できますが，実際にはこれらが混在した状態で呼吸不全が引き起こされます．また，これまで触れてきませんでしたが，吸入気酸素分圧の低下も低酸素血症の原因になります．一般的な状況を考えると「高地」です．標高の高い場所は気圧が低いために大気の酸素含量が少なくなり，低酸素血症が起こります．それから，A-aDO$_2$が開大する原因には，換気血流比の不均等，拡散障害，右左シャントの3つがあるとこれまで述べてきましたが，どれが問題なのかを調べるはっきりした方法は実はありません．

そこで，血液ガス所見による呼吸不全の評価アプローチを図18-3に示しました[2]．低酸素血症を認めたら，まずPaCO$_2$が45 Torrを超えているかどうかを

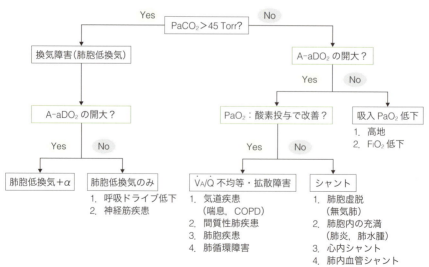

図18-3　血液ガス所見による呼吸不全の評価アプローチ
[日本呼吸器学会肺生理専門委員会，日本呼吸管理学会酸素療法ガイドライン作成委員会(編)：酸素療法ガイドライン．pp6-9，メディカルレビュー社，2006 より引用]

確認します．次に A-aDO$_2$ から換気血流比不均等，拡散障害，右左シャントの
3 つが関与しているかどうかを評価することになります．一般的には換気血流
比の不均等等が多いわけですが，一歩踏み込んだ方法として，酸素投与によって
も PaO$_2$ の改善がほとんど認められず，A-aDO$_2$ の開大も大きい場合には，右
左シャントの存在が疑われます．

### 文献

1) 滝澤 始：低酸素血症の原因(下の巻)：拡散障害の役割を学ぼう．楽しく学べる血液ガスと呼吸生理，pp131-137，文光堂，2014

2) 日本呼吸器学会肺生理専門委員会，日本呼吸管理学会酸素療法ガイドライン作成委員会(編)：酸素療法ガイドライン．pp6-9，メディカルレビュー社，2006

# Question 19 ★★

肺炎で入院した患者さんです．入院時における室内気吸入下での血液ガスの検査結果は，PaO$_2$ 55 Torr，PaCO$_2$ 36 Torrでした．鼻カニュラで3 L/分の酸素吸入を行い（図19-1），翌日に再び行った血液ガスの検査結果はPaO$_2$ 75 Torr，PaCO$_2$ 40 Torrでした．この患者さんの呼吸障害は改善しているのでしょうか？

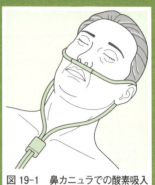

図19-1　鼻カニュラでの酸素吸入

**エキスパートPT**

さて，考えてみましょうか？

**ビギナーPT**

え〜と，PaCO$_2$は基準値内で大きな変化はなく，正常換気だと思います．PaO$_2$については，単純に入院時と翌日を比較すると，55 Torrから75 Torrになっているので，改善しているようにも思うのですが，3 L/分の酸素吸入を行っているわけですから…．どう判断すればいいんでしょうか…？

**エキスパートPT**

この問題は，実はQuestion 18の続きなんですよ．

**ビギナーPT**

えっ，A-aDO$_2$で評価するんですか？

**エキスパートPT**

そうです．Question 18で勉強してきましたが，A-aDO$_2$は肺の血液酸素化能の重要な指標です．肺胞レベルでの酸素ガス交換能力を評価しているわけです．さっそく計算してみましょうか．

**ビギナー PT**

わかりました.入院時の A-aDO₂ は,Question 18 と同様に計算すればよいので,A-aDO₂＝150－36/0.8－55＝50 ですね.翌日の A-aDO₂ は,え〜と…….150 という数字は,酸素吸入中では使えませんでしたよね.

**エキスパート PT**

そうですね.でも,これも Question 8 の解説を思い出してみてください.150 という数字は,P$_I$O₂＝(760－47)×0.21＝150 から導き出されていましたよね.そして,酸素吸入をしているときには,P$_I$O₂ は吸入気酸素濃度(F$_I$O₂)によって規定されるので,Question 8 で P$_I$O₂＝[760(大気圧)－47(水蒸気圧)]×F$_I$O₂ となることは説明済みですよね.

**ビギナー PT**

そうでした.んっ…でも,鼻カニュラで 3 L/分の酸素吸入時の F$_I$O₂ を忘れてしまいました(汗).

**エキスパート PT**

鼻カニュラで 3 L/分の酸素吸入時の F$_I$O₂ は 32% です.なぜそうなるのかという,鼻カニュラの酸素流量と F$_I$O₂ の関係についてはここでは省略しますが,<u>1 L/分＝24%で,酸素流量が 1 L/分増えるごとに 4%ずつ上がる</u>と覚えておくとよいでしょう(表 19-1).なお,鼻カニュラでは 6 L/分以上流しても 40%以上にはなかなか上がりませんし,また鼻粘膜への刺激の問題もあるので,5 L/分が限界と考えておきましょう.

表 19-1 鼻カニュラでの酸素流量と吸入気酸素濃度の関係

| 酸素流量 | F$_I$O₂ |
|---|---|
| なし | 21% |
| 1 L/分 | 24% |
| 2 L/分 | 28% |
| 3 L/分 | 32% |
| 4 L/分 | 36% |
| 5 L/分 | 40% |

**ビギナーPT**

なるほど．1L/分=24％で，酸素流量が1L/分増えるごとに4％ずつ上がるとすると，3L/分の酸素吸入時のF<sub>I</sub>O₂は32％ですね．

**エキスパートPT**

そうです☆　では，計算に戻りましょうか．

**ビギナーPT**

P<sub>I</sub>O₂=[760（大気圧）-47（水蒸気圧）]×F<sub>I</sub>O₂の式から，P<sub>I</sub>O₂=(760-47)×0.32=228となります．つまり，

$$P_AO_2 = 150 - \frac{PaCO_2}{0.8}$$

の式の150の数字の代わりに228を入れることになるので，このときのP<sub>A</sub>O₂=228-40/0.8=178となります．よって，A-aDO₂=P<sub>A</sub>O₂-PaO₂から，翌日のA-aDO₂=178-75=103となります．

**エキスパートPT**

そうですね．となると設問の答えはどうなるでしょうか？

**ビギナーPT**

つまり，A-aDO₂は，入院時が50で，翌日に103になっているので，これは悪化している可能性が高いということでしょうか？

**エキスパートPT**

正解です！　血液ガスというと，PaO₂とPaCO₂，それとpHだけしかみない人が結構いますが，いつでもA-aDO₂を確認するようにしましょうね．

**ビギナーPT**

A-aDO₂の重要性がわかりましたし，A-aDO₂はF<sub>I</sub>O₂によって変化することもよく理解できました．

**エキスパートPT**

ただ，A-aDO₂にはちょっと弱点があるというか，使えないような場合もあります．A-aDO₂はF<sub>I</sub>O₂が0.4くらいまでであれば有用ですが，それ以上にF<sub>I</sub>O₂が高くなるとA-aDO₂は生理的に開大するんですね．健常人でも100％酸素吸入で10倍以上に広がってしまい

ます．

**ビギナー PT**

そうなんですか．では，酸素化能の評価としてはほかに何かないのでしょうか？

**エキスパート PT**

P/F比(PaO₂/FiO₂ ratio：ピーエフレシオ)というのがあります．

P/F比 = $\dfrac{PaO_2}{FiO_2}$

で計算します．FiO₂=0.21，PaO₂=95 Torr で計算すると，P/F比≒450 となります．正常値はだいたいこの程度です．数値が低いほど，重症ということになります．この設問の場合の計算をするとどうなるか，やってみましょうか？

**ビギナー PT**

はい．まず，入院時の P/F 比ですが，55/0.21＝262 ですね．翌日は75/0.32＝234 となります．やはり，翌日のほうが悪化していますね．

**エキスパート PT**

PaO₂ は酸素化の指標ですし，もちろんこれまで説明したようにA-aDO₂ も用いられます．しかし，実際の臨床場面においては，人工呼吸管理中であったり，酸素投与中であったりすると，PaO₂ やA-aDO₂ の値はこれらに影響を受けるため，評価が難しくなってしまうことがあります．こうした場面において，P/F 比は非常に活躍してくれる頼もしい存在になるわけです．

**ビギナー PT**

なるほど．<u>室内空気吸入下では A-aDO₂ で判定し，酸素吸入している人工呼吸管理下では FiO₂ での判定を検討する</u>という感じですね．

**エキスパート PT**

そのとおり☆

---

**正解** 翌日のほうが呼吸障害は悪化している．

## 解説

### 低流量システムによる酸素吸入量と吸入気酸素濃度の関係

　酸素投与の方法には，低流量システム，高流量システムがあります．低流量と高流量のシステムの違いは，流れてくる酸素流量の数字の大小（例えば1 L/分は低流量で，10 L/分は高流量）ではありません．患者さんが必要とする酸素を供給しているかどうかの違いによって区別されています．つまり，患者さんが吸う息が大気からも吸入することを前提にしているのが低流量で，患者さんが吸う息をすべて提供するのが高流量になります．ここでは，低流量システムによる酸素吸入量と吸入気酸素濃度の関係について整理しておきます．

　低流量システムには，鼻カニュラ，簡易酸素マスク，リザーバー付き酸素マスクがあります．鼻カニュラでの酸素流量と吸入気酸素濃度の関係は，既に説明したとおりです．簡易酸素マスク（図19-2）との関係については表19-2のようになります．簡易酸素マスクは，マスク部分が酸素をためておけるリザーバーの役割を担うので，より高濃度の酸素吸入が期待できます．注意しなければならないのは，5 L/分未満の流量は使わないということです．これはマスク内にたまった$CO_2$を多く含む呼気ガスを再吸入し，$PaCO_2$が上昇する危険性があ

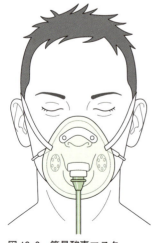

図19-2　簡易酸素マスク

表19-2　簡易酸素マスクでの酸素流量と吸入気酸素濃度の関係

| 酸素流量 | $FiO_2$ |
| --- | --- |
| 5〜6 L/分 | 40% |
| 6〜7 L/分 | 50% |
| 7〜8 L/分 | 60% |

るからです．5 L/分以上で酸素を流せば，呼気後から次の吸気の間にマスク内にある呼気ガスを押し出してくれます．これによって，呼気ガスの再吸入は起こらないことになります．

さらに高濃度の酸素吸入が必要な場合は，リザーバー付き酸素マスク（図19-3）を使います．呼気時間にリザーバーに酸素をためておいて，吸気時に酸素チューブからの酸素とリザーバーにためた酸素を吸い込む方法です．酸素流量と吸入気酸素濃度の関係は表19-3のとおりです．リザーバーバックにたくわえられた酸素を吸うことができるため通常のマスクよりも高濃度の酸素を投与することができますが，1回換気量の大小で濃度が変わるので，吸入気酸素濃度は正確ではありません．また，マスク内のガスも吸い込むことになりますので$CO_2$の再吸気を防ぐため，酸素流量は6 L/分以上で行います．高濃度での酸素投与となりますので，患者さんによっては$CO_2$ナルコーシスを誘発する可能性がありますので，注意が必要です．

## 酸素化の評価

酸素化の評価として，これまで述べた内容をここで整理しましょう．

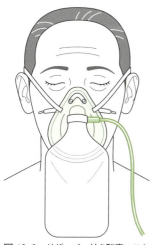

図 19-3　リザーバー付き酸素マスク

表 19-3　リザーバー付き酸素マスクでの酸素流量と吸入気酸素濃度の関係

| 酸素流量 | $F_IO_2$ |
|---|---|
| 6 L/分 | 60% |
| 7 L/分 | 70% |
| 8 L/分 | 80% |
| 9 L/分 | 90% |
| 10 L/分 | 90%〜 |

## PaO₂

$PaO_2$ は，肺の酸素化の指標です．低酸素血症が高じて，呼吸不全と定義される値は $PaO_2 < 60$ Torr ［動脈血酸素飽和度（$SaO_2$）$< 90\%$］で，さらに $PaCO_2 \leqq 45$ Torr の I 型と $PaCO_2 > 45$ Torr の II 型の 2 種類に分けられることは既述しました．

## A-aDO₂

肺のガス交換障害の指標としては，$A\text{-}aDO_2$ が重要です．$A\text{-}aDO_2$ は $P_AO_2$ と $PaO_2$ の差で，正常値は 10 Torr 以下であり，$P_AO_2$ と $PaO_2$ との差が開けば開くほど，呼吸不全が強い状態を示していることになります．室内空気吸入下では，血液ガスの $PaO_2$ と $PaCO_2$ から求めることができます．計算式を整理しておきます．

$$A\text{-}aDO_2 = P_AO_2 - PaO_2$$
$$= P_IO_2 - PaCO_2/R - PaO_2 \quad （R：呼吸商）$$
$$= [(760-47) \times 0.21] - PaCO_2/0.8 - PaO_2$$
$$= 150 - PaCO_2/0.8 - PaO_2$$

酸素吸入時には，$PaO_2$ と $PaCO_2$ に $F_IO_2$ を加えて計算します．

$$A\text{-}aDO_2 = P_AO_2 - PaO_2$$
$$= P_IO_2 - PaCO_2/R - PaO_2$$
$$= [(760-47) \times F_IO_2] - PaCO_2/0.8 - PaO_2$$
$$= [713 \times F_IO_2] - PaCO_2/0.8 - PaO_2$$

表 19-4　ARDS の診断基準と重症度分類

| 重症度分類 | Mild<br>軽症 | Moderate<br>中等症 | Severe<br>重症 |
|---|---|---|---|
| $PaO_2/F_IO_2$<br>（酸素化能，Torr） | $200 < PaO_2/F_IO_2 \leqq 300$<br>（PEEP，CPAP$\geqq 5$ cmH$_2$O） | $100 < PaO_2/F_IO_2 \leqq 200$<br>（PEEP$\geqq 5$ cmH$_2$O） | $PaO_2/F_IO_2 \leqq 100$<br>（PEEP$\geqq 5$ cmH$_2$O） |
| 発症時期 | 侵襲や呼吸器症状（急性/増悪）から 1 週間以内 | | |
| 胸部画像 | 胸水，肺虚脱（肺葉/肺全体），結節ではすべてを説明できない両側性陰影 | | |
| 肺水腫の原因<br>（心不全，溢水の除外） | 心不全，輸液過剰ではすべて説明できない呼吸不全：<br>危険因子がない場合，静水圧性肺水腫除外のため心エコーなどによる客観的評価が必要 | | |

［日本呼吸器学会，日本集中治療医学会，日本呼吸療法医学会（発行），3 学会合同 ARDS 診療ガイドライン 2016 作成委員会（編）：ARDS 診療ガイドライン 2016（PDF 版），pp28-29，総合医学社，2016（http://www.jsicm.org/ARDSGL/ARDSGL2016.pdf，2017. 9. 11 閲覧）より引用］

## P/F 比

　前述の A-aDO$_2$ は F$_I$O$_2$ が 0.4 ぐらいまでは使えますが，これよりも高くなるとガス交換指標とはなりません．P/F 比が有効で，PaO$_2$ と F$_I$O$_2$ から簡便に計算できます．呼吸不全が強いほど低値となります．成人領域では急性呼吸促迫症候群(ARDS)の重症度分類に組み込まれています．呼気終末陽圧(PEEP)または持続性気道陽圧(CPAP)による人工呼吸管理下で血液ガス分析を行い，P/F比の値から重症度を判定します．P/F 比が 201〜300 が軽症(mild)，101〜200が中等症(moderate)，100 以下は重症(severe)と判定されます．**表 19-4** に 2012年のベルリン定義に基づく ARDS の診断基準と重症度分類を示しておきました．

# Question 20

酸素吸入下で呼吸理学療法を行っている慢性呼吸不全患者です．本日，呼吸理学療法を施行する前に血液ガスデータ（自発呼吸，室内気吸入下）を確認したところ，下記のとおりでした．この場合の酸塩基平衡障害を評価し，呼吸理学療法よりも緊急性のある処置が優先されるのかどうかを判断してください．

pH 7.38, $PaCO_2$ 58.8 Torr, $PaO_2$ 52.6 Torr, $HCO_3^-$ 34.0 mEq/L, $A-aDO_2$ 37.6

**ビギナーPT**
　この患者さんは，危険な状態じゃないんでしょうか？　緊急性のある処置が優先されるのではないでしょうか？

**エキスパートPT**
　なぜそう思ったのですか？　根拠を教えてくれますか？

**ビギナーPT**
　低酸素血症になっているのはもちろんですが，$PaCO_2$が上昇し，高二酸化炭素血症になっています．しかも，$PaO_2$と$PaCO_2$が逆転していますね．換気障害がありますし，こうした場合には早急な対応が必要なように思いますが…．

**エキスパートPT**
　なるほど．確かに$PaO_2$と$PaCO_2$が逆転していますね．しかしながら慢性呼吸不全の場合，$PaO_2$と$PaCO_2$が逆転したからとか，$PaCO_2$がある値を超えたからとかで，緊急対応が必要などといった基準自体はありませんよ．いきなり答えになってしまいますが，設問のケースには緊急性のある処置は必要ないですね．

**ビギナーPT**
　そうなんですか？　では，血液ガス所見から緊急な治療が必要かどうかを判断するにはどうすればいいのでしょうか？

**エキスパート PT**

すぐに治療が必要かどうかの判断には，pHの確認が重要です．「pHは生死を分ける」といってもいいでしょう．これまで血液ガス分析では，低酸素血症の有無，二酸化炭素の変化，そしてA-aDO$_2$から低酸素の原因を探るところまでの手順はお話ししてきましたが，pHの評価は，生命にかかわる指標として最も大切です．しかも迅速に厳密に判読する必要がありますよ．ところで，pHについては知っていますか？

**ビギナー PT**

え〜と，中学生のころ，リトマス試験紙とかで勉強した記憶があります．確か，7が中性で，それより値が小さくなると酸性が強くなって，反対に大きくなるほどアルカリ性になるっていうのですよね？

**エキスパート PT**

そうですね．pHはpotential Hydrogen，またはpower of Hydrogenの略です．日本語では，水素イオン指数，水素イオン濃度指数といいますが，ピーエイチとかペーハーとそのまま読んで使っていますよね．ピーエイチは英語読み，ペーハーはドイツ語読みですが，日本ではJISを制定する際に，読み方をピーエイチと定められたのですが，ペーハーの読み方も依然として用いられています．

人間の動脈血のpHは，呼吸と腎臓の働きによりpH＝7.4±0.05と非常に狭い範囲で調整されています．pHが7.2以下あるいは7.6以上では，生命に危険が及ぶ状態であると判断され，当然ですが早急な治療が必要とされますよ．

**ビギナー PT**

なるほど．設問のケースのpH 7.38は確かに基準値内にありますね．

**エキスパート PT**

先ほどもお話ししましたが，動脈血のpHの正常値は7.35〜7.45です．7.35以下をアシデミア（酸血症），7.45以上をアルカレミア（アルカリ血症）といいますが，血液ガスではバランスをみることが重要です．つまり，血液ガス分析では，酸塩基平衡状態を判読することが必須となるわけですね．ということで，酸塩基平衡については知っていますか？

**ビギナー PT**

　酸塩基平衡ですか…．やはり，ここは避けて通れないんですね（汗）．ヘンダーソン・ハッセルバルヒの式で…，う〜ん…対数を使った計算式で…え〜と…よくわかりません….

**エキスパート PT**

　それじゃあ…まずは，酸とは何でしょうか？ また塩基とは何でしょうか？

**ビギナー PT**

　これは確か…酸とは水素イオンを放出する物質のことで，塩基とは水素イオンを受け取る物質のことだったと思います．

**エキスパート PT**

　そうですね，そのとおりですよ☆ 皆さんもよくご存知の炭酸（$H_2CO_3$）ですが，水素イオン（$H^+$）と重炭酸イオン（$HCO_3^-$）の関係から，$H_2CO_3 \Leftrightarrow H^+ + HCO_3^-$ という式で表すことができますよね．この式からわかるように，$H_2CO_3$ は水素イオン（$H^+$）を放出していますので「酸」，$HCO_3^-$ は $H^+$ を受け取っていますので「塩基」ということです．そして，二酸化炭素（$CO_2$）を水（$H_2O$）に溶かすと炭酸（$H_2CO_3$）になりますので，これを化学式にすると，$CO_2 + H_2O \Leftrightarrow H_2CO_3$ となります．

　ということで，$CO_2 + H_2O \Leftrightarrow H^+ + HCO_3^-$ という化学式が成り立つわけです．生体内では，実はこのような反応が起こっているんですよ．

**ビギナー PT**

　ふ〜ん，そうなんですか….体のなかで二酸化炭素と水が混ざって，水素イオンと重炭酸イオンになるという反応が起こっているわけですか….

**エキスパート PT**

　はい．もう一度，化学式をみてください．組織で生成された $CO_2$ は拡散（酸素の 20 倍）によって血液に取り込まれますよね．そして，取り込まれた $CO_2$ は肺に運ばれるまでの間に $H_2O$ と反応し，$HCO_3^-$ と $H^+$ に解離するわけです．

**ビギナー PT**

　なるほど，そういうことですか．

**エキスパートPT**

少しごちゃごちゃしたかもしれないので,図20-1にまとめておきます.いずれにしても大切なことは,この $CO_2+H_2O\Leftrightarrow H^++HCO_3^-$ の式において,先ほどの水素イオンを放出するのか,受け取るのかの話から,$CO_2$ は酸として,$HCO_3^-$ は塩基として作用しているということです.そして,この化学式で注目してもらいたいのは,矢印が双方向であるということです.

**ビギナーPT**

わかりました.つまり,$CO_2$ は酸,$HCO_3^-$ は塩基であって,そして,これらは双方向の関係によって体内のpHが調整され,酸塩基平衡が正常につり合うということですね.

**エキスパートPT**

そうです☆ そしてpHは,ヘンダーソン・ハッセルバルヒ(Henderson-Hasselbalch)の式で表され,

$$pH=6.1+\log\frac{HCO_3^-}{0.03\times PaCO_2}$$

となるわけです.

**ビギナーPT**

えっ~,この式を覚えるんですか? ちょっとつらいです….

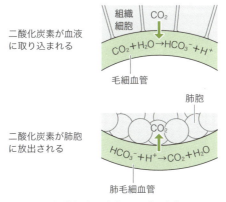

図20-1 組織細胞と肺胞でのガス交換

**エキスパート PT**

まあ，覚えてもらったほうがいいですが…いいですよ，この式自体は臨床でほとんど使いませんしね．覚えなくていいですから，ここで挫折しないでください．

**ビギナー PT**

はい！ 少し気が楽になりました（ほっ）．

**エキスパート PT**

大切なことは，この式からわかるように，pHは，$PaCO_2$と$HCO_3^-$のバランスで決まるということなんです（図20-2）．$PaCO_2$は呼吸（換気）で，$HCO_3^-$のほうは腎でそれぞれ調節しています．

ちなみに，この式に$PaCO_2$の$HCO_3^-$のそれぞれの正常値である40 Torrと24 mEq/Lを入れるとpH=7.4となります．つまり，図20-2右のような天秤をイメージするといいでしょう．化学的な中性は7.0ですが，人間の体が酸性にもアルカリ性にも偏らない丁度いいpHは，7.4なんです．pH 7.4になるように，$PaCO_2$と$HCO_3^-$

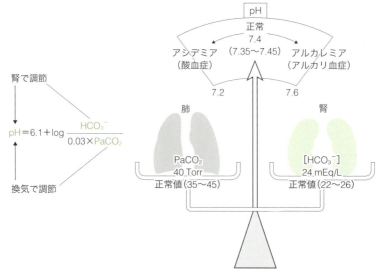

**図20-2　Henderson-Hasselbalchの式と酸塩基平衡の概念**
［佐藤一洋：血液ガス分析．髙橋仁美，佐藤一洋（編著）：フィジカルアセスメント徹底ガイド―呼吸．pp115-120，中山書店，2009より引用・改変］

とでがんばって調整しているということですね．

**ビギナー PT**
　ということは，PaCO$_2$ が上昇すると，バランスをとるために HCO$_3^-$ も上げるようにするわけですね！

**エキスパート PT**
　そういうことです．HCO$_3^-$ を上げたり下げたりして調整するのは腎臓の働きですが，pH をできるだけ正常範囲にとどまるようにする働きのことを「代償」といいます．

**ビギナー PT**
　では，設問の pH 7.38，PaCO$_2$ 58.8 Torr，HCO$_3^-$ 34.0 mEq/L の場合も，PaCO$_2$ が上昇したので，HCO$_3^-$ を上げることで pH が正常に近くなった，つまり代償されたと読んでいいのでしょうか？

**エキスパート PT**
　そのとおり☆ 呼吸性の代償は時間的にわりとすぐに始まりますが，腎臓の代謝性の代償は，HCO$_3^-$ の再吸収・排泄の調節によって行われるので，代償には数日かかります．まあ，HCO$_3^-$ を上げたいからといって，いつでもどこでも今すぐにオシッコをするっていうわけにもいきませんよね（笑）．ということは，pH が正常範囲になるように HCO$_3^-$ が上昇して代償したので，この患者さんは普段から PaCO$_2$ が高い状態にあって，腎臓での代償の時間はそれなり十分にあったと考えられるわけです．

**ビギナー PT**
　つまりこの設問の患者さんは，PaCO$_2$ は普段から高い状態にあるので，今すぐになんらかの処置をする必要性はない，ということですね．

**エキスパート PT**
　そういうことになります．PaCO$_2$ が上昇することで pH が下がるのを呼吸性アシドーシスといいます．そしてこのように代償されていれば，「代償性呼吸性アシドーシス」と表現されます．ということで，設問のケースの血液ガスを解釈すると，慢性の代償性呼吸性アシドーシスであり，緊急な対応の必要性はなく，呼吸理学療法を継続していいということになります．

> **正解** 慢性の代償性呼吸性アシドーシスであり，緊急な対応の必要性はない．

## 解説

### 血液ガス分析

表20-1に血液ガス分析の標準的な測定項目と基準値を示しました．血液ガス分析では，$PaO_2$，$PaCO_2$など（ガス交換の指標）とpH，$HCO_3^-$など（酸塩基平衡の指標）を測定できます（表20-2）．これらのなかで直接測定されている項目はpH，$PaO_2$，$PaCO_2$のみで，$HCO_3^-$，BE（ベースエクセス），$SaO_2$は，直接測定されている項目から計算して得られます．このうちBEと$HCO_3^-$については，どちらも同じ動きをするので，どちらか一方をみればよいことになります．ここでは$HCO_3^-$で説明していきます．血液ガス分析の評価の手順と結果の解釈を表20-3にまとめておきました．

### 酸塩基平衡の指標の見方

酸塩基平衡は，pH，$PaCO_2$，$HCO_3^-$の3つから考えます．$PaCO_2$が上昇したり低下したりしてpHが基準値から外れるのは呼吸性の酸塩基障害で，$CO_2$が増えると酸性に傾いてpHが下がり呼吸性アシドーシスに，逆に$CO_2$が減るとアルカリ性に傾いてpHが上がり呼吸性アルカローシスになります．一方，$HCO_3^-$が上昇したり低下したりしてpHが基準値から外れるのは代謝性の

表20-1 血液ガスの標準的な測定項目と基準値

| | |
|---|---|
| pH | 7.35〜7.45 |
| $PaO_2$ | 80〜100 Torr |
| $PaCO_2$ | 35〜45 Torr |
| $HCO_3^-$ | 22〜26 mEq/L |
| BE | −3〜3 mEq/L |
| $SaO_2$ | 95〜98% |

表20-2 測定項目の分類

| | ガス交換の指標 | | 酸塩基平衡の指標 |
|---|---|---|---|
| 直接測定する項目 | $PaO_2$ | $PaCO_2$ | pH |
| 計算で求める項目 | $SaO_2$ | | $HCO_3^-$，BE |

［医療情報科学研究所：動脈血液ガス分析．巽浩一郎，他（監）：病気がみえる vol.4 呼吸器，p34，メディックメディア，2007．より引用］

酸塩基障害で，$HCO_3^-$ が減ると酸性に傾いて pH が下がり代謝性アシドーシスに，逆に $HCO_3^-$ が増えるとアルカリ性に傾いて pH が上がるので，代謝性アルカローシスになります．つまり，酸塩基平衡障害には，呼吸性と代謝性があり，それぞれにアシドーシスとアルカローシスがあるので合計 4 パターンがあるということです(表 20-4)．

　酸塩基平衡障害を解釈するための概念図を示します(図 20-3)．手順としては，まず，pH から酸性側かアルカリ性側かをみます(ステップ 1)．次に，pH と $PaCO_2$，$HCO_3^-$ との関係をみます(ステップ 2)．最後に，代償作用の程度をバランスから判断します(ステップ 3)．代償作用は表 20-5 に示すように 3 段階に分類することができます．以下に例を挙げて説明していきます．

　例えば，pH 7.28，$PaCO_2$ 55.2 Torr，$HCO_3^-$ 24.3 mEq/L の場合は，pH が 7.35 以下なのでアシドーシスで，$PaCO_2$($>$45 Torr)がアシドーシスの原因，よって呼吸性アシドーシス，$HCO_3^-$ は正常範囲にあるので，まだ代償されていない，したがって非代償性呼吸性アシドーシス(急性呼吸性アシドーシス)と解釈されます(図 20-4)．

　では，次に pH 7.52，$PaCO_2$ 25.8 Torr，$HCO_3^-$ 23.3 mEq/L の場合を考えてみ

表 20-3　血液ガス分析の評価の手順と解釈

| 評価項目と手順 | 結果の解釈 |
| --- | --- |
| 低酸素の有無 | 低酸素があれば原因疾患が存在 |
| 二酸化炭素の変化 | 上昇していれば換気障害あり |
| $A\text{-}aDO_2$ から低酸素の原因を探る | 開大していればガス交換障害あり |
| pH の評価 | アシデミア？(多くはアシドーシス)<br>アルカレミア？(多くはアルカローシス) |
| $PaCO_2$・$HCO_3^-$ の評価 | 呼吸性か？　代謝性か？<br>急性期か？　代償された慢性期か？ |

[佐藤一洋：血液ガス分析．高橋仁美，佐藤一洋(編著)：フィジカルアセスメント徹底ガイド—呼吸．p120，中山書店，2009 より引用・改変]

表 20-4　4 種類の酸塩基平衡障害

| | $PaCO_2$ | $HCO_3^-$ | pH |
| --- | --- | --- | --- |
| 呼吸性アシドーシス | ↑ | | ↓ |
| 呼吸性アルカローシス | ↓ | | ↑ |
| 代謝性アシドーシス | | ↓ | ↓ |
| 代謝性アルカローシス | | ↑ | ↑ |

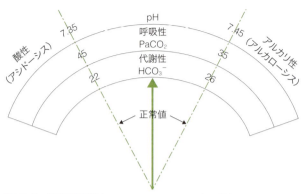

**図 20-3 酸塩基平衡(pH, PaCO₂, HCO₃⁻)の解釈**
[塩谷孝信,高橋仁美(編):リハ実践テクニック呼吸ケア,第3版.pp8-17,メジカルビュー社,2011 より引用]

**表 20-5 代償作用の 3 段階の分類**

| | |
|---|---|
| 非代償性(急性期) | pH は異常のまま<br>呼吸性か代謝性の病変が急性に起きている<br>代償は生じていない |
| 部分代償性 | pH はまだ異常のまま<br>代償が始まっている |
| 代償性(慢性期) | pH が正常に戻っている<br>呼吸性か代謝性の病変が慢性に起きている<br>代償している |

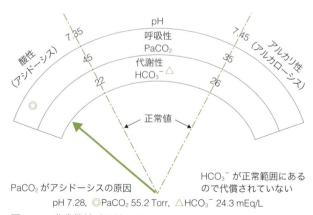

**図 20-4 非代償性呼吸性アシドーシス**

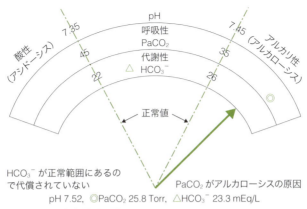
図20-5 非代償性呼吸性アルカローシス

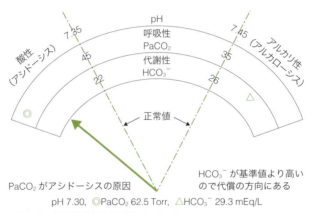
図20-6 部分代償性呼吸性アシドーシス

ましょう．pHが7.45以上なのでアルカローシスで，$PaCO_2$（＜35 Torr）がアルカローシスの原因，よって呼吸性アルカローシス，$HCO_3^-$は正常範囲にあるので，まだ代償されていない．したがって，非代償性呼吸性アルカローシス（急性呼吸性アルカローシス）と読みます（図20-5）．

次に，pH 7.30，$PaCO_2$ 62.5 Torr，$HCO_3^-$ 29.3 mEq/Lの場合を考えてみます．pHが7.35以下なのでアシドーシスで，$PaCO_2$（＞45 Torr）がアシドーシスの原因，よって呼吸性アシドーシス，そして，$HCO_3^-$は基準値（26 mEq/L）よりも高いので，代償の方向にあります．したがって，部分代償性呼吸性アシドーシスと解釈されます（図20-6）．

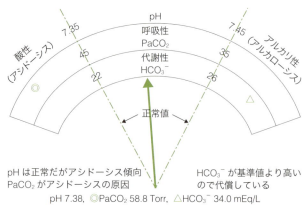

図20-7 代償性呼吸性アシドーシス

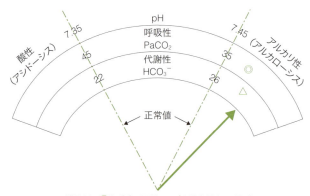

図20-8 混合性アルカローシス

　設問にあった pH 7.38, PaCO$_2$ 58.8 Torr, HCO$_3^-$ 34.0 mEq/L の場合をおさらいしておきます．pH が 7.35 以上で正常範囲にありますが，アシドーシス傾向にあります．PaCO$_2$（>45 Torr）がアシドーシスの原因，よって呼吸性アシドーシス，そして，HCO$_3^-$ は基準値（26 mEq/L）よりも高いので，代償の方向にあります．したがって，代償性呼吸性アシドーシス（慢性呼吸性アシドーシス）と解釈します（図20-7）．

　血液ガスの解釈の仕方ですが，まずは，急性期（非代償性）を考え，そして亜急性（部分代償性）も考慮し，そして次に，慢性期（代償性）の変化を考えましょう．それで説明がつかなければ，混合性を考えるとよいでしょう（図20-8）．

# III 呼吸ケア

# Question 21

酸素流量 2 L/分を鼻カニュラで吸入している患者さんです．腹式呼吸を意識させると，1 回換気量 500 mL，呼吸数 16 回/分の呼吸パターンとなります．しかし，腹式呼吸を意識させないと呼吸数は 16 回/分と同じですが，1 回換気量が 300 mL に減ってしまいます．このように呼吸パターンが変化した場合，FiO₂ に変化はあるのでしょうか？

**ビギナー PT**
　鼻カニュラによる酸素投与時の FiO₂ については，酸素流量 1 L/分＝24％で，1 L/分増えるごとに 4％ずつ増加すると，覚えていましたけど…．呼吸パターンが変化しても，酸素流量 2 L/分と同じであれば，FiO₂ が 28％で変わらないと思うのですが…．

**エキスパート PT**
　鼻カニュラ経由の酸素流量と FiO₂ の関係については，1 L/分ごとに 4％ずつ上がると覚えておくと，確かに便利ですね（Question 19）．しかしながら，これはあくまで目安なんですよ．実際の FiO₂ は患者さんの呼吸パターンによって変動するんです．

**ビギナー PT**
　そうなんですか．でも，なぜそうなるんでしょうか？

**エキスパート PT**
　では，ちょっと一緒に考えてみましょう．1 回換気量が 500 mL で，呼吸数が 16 回/分の場合，まずは吸気相，呼気相を思い出してもらって，何秒に 1 回の呼吸か考えてみましょうか（Question 12）？

**ビギナー PT**
　呼吸数が 16 回/分ということは…4 秒に 1 回の呼吸だと呼吸数が 15 回/分になるので，4 秒弱に 1 回の呼吸が行われているわけですよね．吸気相である吸息がだいたい 1 秒で，呼気相は呼息もだいたい 1 秒で，そして次の吸気までの休止期が 2 秒弱という感じですか．

#### エキスパートPT
　そうですね．まあ，正確には60秒÷16回ですので，3.75秒に1回の呼吸が行われているわけです．それで，だいたい1秒の吸気で500 mLの換気が行われていることになります．1分あたりの換気量は，500 mL×16回/分なので，つまり分時換気量は8,000 mL/分になりますね．
　では，鼻カニュラで酸素を2 L/分で酸素を流すと，1秒間に流出する酸素はいくらになるでしょうか？

#### ビギナーPT
　これは，単純に2,000 mL÷60秒なので，33.3 mL/秒となります．

#### エキスパートPT
　そうなりますね．では，呼吸数が16回/分の場合，1分間に100％酸素は吸気相ではいくら供給されることになりますか？

#### ビギナーPT
　これも単純に33.3 mL×16回/分なので，532.8 mL/分となります．

#### エキスパートPT
　そうですね．鼻カニュラで1 L/分の酸素流量では，1分間に532.8 mLの100％酸素が追加されるということです．吸気相ではこの酸素をすべて吸うことができるわけですが，呼気相では鼻カニュラから出てくる酸素を吸うことは当然できませんよね．それで…分時換気量は8,000 mLでしたよね．1分間に21％酸素の室内空気，100％酸素をそれぞれいくら吸っていることになりますか？

#### ビギナーPT
　これは，これまでの計算からわかります．21％酸素の室内空気は，分時換気量から100％酸素のぶんを引けばいいので，8,000 mL－532.8 mL＝7,467.2 mLですね．そして，100％酸素は532.8 mLということになります．

#### エキスパートPT
　いいですね☆　では，1分あたりの吸入酸素量はいくらになるでしょうか？

ビギナーPT

え〜と，これは，7,467.2 mL×0.21＋532.8 mL ですから，2,100.9 mL/分でしょうか？

エキスパートPT

よいでしょう．ということで，酸素流量 2 L/分を鼻カニュラで吸入して，1 回換気量 500 mL，呼吸数 16 回/分の場合の $F_IO_2$ はいくらになりますか？

ビギナーPT

1 分あたりの吸入酸素量を分時換気量で割ればいいので，2,100.9 mL/分÷8,000 mL/分ですので，だいたい 26％でよいのでしょうか？

エキスパートPT

正解です☆ 28％とは少し誤差がありますが，だいたい，このような感じで考えてもらえるとよいと思います．次は1回換気量が 300 mL，呼吸数は 16 回/分の場合を考えてみましょうか．吸息はやはり1秒として計算してみましょう．

ビギナーPT

まず，分時換気量は 300 mL×16 回/分＝4,800 mL/分です．100％酸素が吸気相で供給されるのは呼吸数が同じなので 532.8 mL ですね．それで，21％酸素の室内空気は，4,800 mL−532.8 mL＝4,267.2 mL なので，1分あたりの吸入酸素量は 4,267.2 mL×0.21＋532.8 mL＝1,428.9 mL となります．よって，1回換気量が 250 mL，呼吸数が 16 回/分の場合の $F_IO_2$ は 1,428.9 mL/分÷4,800 mL/分なので，だいたい 30％になります．

エキスパートPT

そうです．正解です！

ビギナーPT

でも，こんなに違うとはびっくりです．

エキスパートPT

このように鼻カニュラによる酸素吸入は，患者さんの呼吸状態によって酸素濃度が変わるんです．今回の例では，酸素吸入は 2 L/分と

同じであっても，1回換気量が500 mLから300 mLに変化することによって，$F_IO_2$は26％から30％に上昇しました．

**ビギナーPT**
　低流量システムの場合の酸素濃度は，あくまで目安ということなんですね．

**エキスパートPT**
　低流量システムの限界といってもいいでしょうね．ですので，患者さんの呼吸状態にかかわらず，一定の濃度の酸素を吸入させたい場合は，高流量システムが選択されるわけですね．

>  酸素吸入は2 L/分と同じであっても，1回換気量が500 mLから300 mLに変化することによって，$F_IO_2$は26％から30％に上昇する．

## 解説

### 鼻カニュラは5 L/分が限界とされる理由

　鼻カニュラによる酸素投与時の$F_IO_2$については，酸素流量1 L/分＝24％で，1 L/分増えるごとに4％ずつ増加するため，5 L/分で40％となることはこれまでも説明してきました．しかし，5 L/分以上増やしても$F_IO_2$は4％ずつ順調に上がってきません．また，鼻への刺激も考えて，5 L/分が限界とされることが普通です．ここでは，なぜ鼻カニュラから6 L/分流しても$F_IO_2$は44％にならないのかを考えてみたいと思います．

　先の設問の計算については，考え方としては間違ってはいませんが，わかりやすさを優先しており，実は正確性に欠けるところがあります．実際には，呼気の終末には鼻腔内にも酸素がたまっています．これがリザーバーの役割を担うので，このぶんも加味して計算しなければならないからです．

　体重60 kgの人で考えてみたいと思います．1回換気量の目安は，体重1 kgあたり10 mL，つまり，1回換気量＝体重(kg)×10(単位はmL)で，体重60 kg

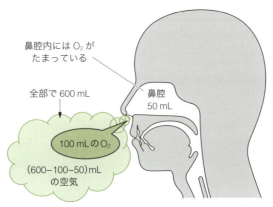

図21-1 鼻カニュラから6 L/分の酸素を供給した際の1秒間の吸気の内訳

であれば1回換気量は600 mLになります．鼻カニュラで6 Lの酸素を流すと，6 L＝6,000 mLなので，1秒あたりでは6,000 mL÷60秒＝100 mL/秒が流れることになります．鼻腔は50 mL程度の空間がありますが，この鼻腔間はほぼ酸素で満たされています．

吸気時間1秒とすると，600 mLの空気を1秒に吸い込むわけですが，鼻腔にたまっている50 mLの酸素と1秒あたりに流れてくる100 mLの酸素と，鼻カニュラの周りにある21％の酸素を含んだ空気を合わせて，600 mLということになります．つまり，この600 mLのなかに含まれる酸素は，(600－100－50)×21％＋100＋50＝244.5 mLとなります(図21-1)．よって，吸気中に含まれる$FiO_2$は244.5÷600なので，41％となります(設問では1分間で計算しています)．

ちなみに，鼻カニュラで倍の7 L/分を流した場合はどうなるかも考えてみましょう．1秒あたり7,000 mL÷60秒＝116.7 mL/秒の酸素が流れるので，同様に計算すると，600 mLのなかに含まれる酸素は，(600－116.7－50)×21％＋116.7＋50＝257.7で，吸気中に含まれる$FiO_2$は257.7÷600から，43％となります．このように，6 L/分，7 L/分と酸素を供給しても，4％ずつは上昇しないことが理解できると思います．

## 低流量と高流量の酸素療法の違い

酸素投与の方法には，低流量システム，高流量システムがあります．ここで

は，低流量と高流量のシステムの違いと高流量のシステムについて少し触れておきたいと思います．低流量と高流量の違いは，流れてくる酸素流量の数字の大小（例えば1L/分は低流量で，10L/分は高流量）ではありません．患者さんの吸気流量と酸素供給流量の関連から，低流量と高流量に区別されるわけですが，患者さんが吸う息が大気からも酸素を吸入することを前提にしているのが低流量で，患者さんが吸う息のすべてを酸素供給装置から提供されるのが高流量になります．よって，低流量システムでは，患者さんの呼吸状態により吸入気酸素濃度が変動することになりますが，高流量システムは患者さんに必要な一定濃度の酸素が吸えることになります．

高流量システムでは，一定濃度の酸素を供給するために，30L/分を超えるような高流量で酸素＋空気を流す必要があります．これは，成人健常人の1回換気量が500mLであることを基準に求められています．吸気時間はだいたい1秒ですので，500mL/秒で息を吸っていることになります．これを1分あたりに換算すると500mL/分×60秒＝30L/分となります．つまり，私たちは，30L/分で息を吸っていますので，高流量ではいつでも500mL吸えるように，マスクからの総流量が30L/分以上と決められています．低流量システムでは酸素ガスの供給量が患者さんの1回換気量より少ないのですが，高流量システムでは1回換気量よりも多く提供しているわけです．この方法によって，患者さんの呼吸状態の変化にかかわらず，一定濃度の酸素を投与することができるのです．

高流量システムには，ベンチュリマスクやネーザルハイフローなどがあります（ネーザルハイフローについてはQuestion 22の解説で触れることにします）．低流量システムによる酸素投与は，患者さんの呼吸状態によって吸入気酸素濃度が変化してしまいます．よって，II型呼吸不全で$CO_2$ナルコーシスの恐れのある場合や$CO_2$ナルコーシスを伴っている場合には，厳密に酸素濃度を規定できるベンチュリマスクやネーザルハイフローなどの高流量システムを用いて，微量の酸素吸入より開始し，頻回に血液ガスをチェックし流量を決定するのがより安全ということになります．

153

# Question 22

外来でフォローしている COPD 患者さんが急性増悪で入院し，鼻カニュラで 1 L/分の酸素吸入を行っていました．排痰法を行いにベッドサイドに行った際，$SpO_2$ が 90％ を切るか切らないかの数値でした．そこで，安全を考え酸素投与を増量して排痰法を行うことを考えました．酸素流量を増やすことでのリスクは特にないのでしょうか？

**ビギナー PT**

これはダメでしょう．そもそも，勝手に酸素流量を変更してはいけませんから…．

**エキスパート PT**

それはそうですね．では，もし酸素流量を増量した場合で考えてみましょうか．特に問題はないのでしょうか？

**ビギナー PT**

う〜ん…，$SpO_2$ がぎりぎり 90％ なので，酸素を増量したい気持ちもありますが…増量することで問題があったような…．ちょっとよくわかりません（汗）．

**エキスパート PT**

COPD の急性増悪期には，酸素流量の増加とともに $CO_2$ ナルコーシスを発症することが日常診療でも経験されます．本症例も，そのようなリスクがありますね．ですので，酸素の増量には厳重な注意が必要と考えたほうがいいですね．

**ビギナー PT**

あっ，そうでした，$CO_2$ ナルコーシスでした．思い出しました．意識状態が悪化し，呼吸数が減って，最後は呼吸停止になってしまうというような…．なんか怖いイメージをもっています．

**エキスパート PT**

そうですね．narco- は，「麻酔」を意味しています．もともとは，ギリシャ語 narke（麻痺）を語源として narcosis（ナルコーシス）という医学英語が作られました[1]．ですのでナルコーシスとは，ちょうど麻

酔にかけられて昏睡状態になっているような感じですね．これはこれとして，$CO_2$ ナルコーシスの定義ですが，明確なものはないようです．しかし一般的には，体内への $CO_2$ の蓄積によって生じる重症の炭酸ガス（$CO_2$）中毒で，自発呼吸の減弱，呼吸性アシドーシス，意識障害の3つを特徴とする中枢神経症状を呈するとされていますよ．それでは，酸素流量を増加させることで，なぜ $CO_2$ ナルコーシスが起こる可能性が生じるのでしょうか？

### ビギナー PT

はい！ これは思い出しました．通常，人間の呼吸運動は $CO_2$ の上昇と $O_2$ の低下によって促進されます．本ケースは COPD の急性増悪で入院した患者さんなので，慢性的に $CO_2$ が高い II 型呼吸不全の可能性があるわけです．ふだんから $CO_2$ が蓄積されている患者さんは，$CO_2$ の上昇に対する呼吸の反応が鈍くなっていて，$O_2$ 低下による刺激のみによって，呼吸が保たれている状態にあると考えられます（表22-1）．そこに高濃度の $O_2$ が投与されると，$O_2$ の低下による呼吸促進の刺激がなくなり，呼吸が止まってしまう，ということだと思います．

### エキスパート PT

おおっ☆ いい感じですね．正常の場合は，化学受容器である頸動脈小体や大動脈弓の $O_2$ 受容器は $PaO_2$ 濃度の低下によって，延髄の $CO_2$ 受容器は主に $PaCO_2$ 濃度の上昇によって，それぞれ刺激されて呼吸が促進されます．しかし，II 型呼吸不全の場合では，$CO_2$ 濃度が高いので $CO_2$ センサーが機能せず，$O_2$ センサーのみが働いていることになります．そこに高濃度の $O_2$ が入ってくると「$O_2$ は十分足りているから，呼吸はしなくてもいいんだな」と勘違いするような感じですね．そうすると換気が低下して $CO_2$ が蓄積し，$CO_2$ ナルコーシスが起きるということなんです．

しかしですね……確かに $CO_2$ ナルコーシスはこのような作用で説

表 22-1　$CO_2$ と $O_2$ による呼吸の調節

|  | 正常 | II 型呼吸不全 |
|---|---|---|
| $CO_2$ ↑ | 呼吸促進 | 呼吸促進されず |
| $O_2$ ↓ | 呼吸促進 | 呼吸促進 |

明されるのが普通ですが，実は最近では意識障害の原因は$CO_2$の蓄積よりも脳組織のpHの低下が原因として考えられるようになってきていますよ[2]．

**ビギナーPT**

つまり，$CO_2$ナルコーシスは，pHの低下により起こるということですか？

**エキスパートPT**

そうです．発生因子としては脳組織のpHの低下が問題で，$PaCO_2$の上昇だけで$CO_2$ナルコーシスは起こるのではないということです．しかしながら，$CO_2$ナルコーシスの発生の経過を考慮すると先に説明した教科書に記載されているような考えが間違っているわけではありません．いずれにしてもこの辺に関連したことはQuestion 23でもまた勉強しましょう．

**ビギナーPT**

$CO_2$ナルコーシスは，$PaCO_2$の上昇だけの問題ではないんだ…．

**エキスパートPT**

さてさて，設問に戻りましょうか．既に解答は出ていますが，「本ケースでは酸素流量の増加とともに$CO_2$ナルコーシスを発症するリスクがある」ということになります．ところで，ベッドサイドに行った際の$SpO_2$が90％を切るか切らないかの感じだったわけですよね．どうでしょう．そもそも現在の酸素流量は適切でしょうか？

**ビギナーPT**

酸素療法の開始基準は，室内気吸入下で$SpO_2$<90％であることを考えるとぎりぎりなので，もう少し酸素を増量してもいいように思います．

**エキスパートPT**

確かに酸素療法の開始基準からみると，そのように考えるのもわからないでもありません．実際のところは，$CO_2$ナルコーシスの可能性がある場合は，設問のように鼻カニュラで1L/分などの少量の酸素吸入から開始して様子をみて，$SpO_2 \geq 90$％を保つことが可能な最小限の酸素投与量で調整するのがよいとされています．また，COPDの急性増悪期においては，$SpO_2$ 88〜92％になるのを目標に酸素流量

を調整することで，生存率が高くなることが示されています[3]．ですので，$SpO_2$ の正常値である 95％以上を目標にするなどということではなく，90％程度を目安にして，なるべく少ない酸素を使うのが安全で有効ということになりますね．ということで，本ケースもこのままで様子をみてよいと思いますし，この状態で排痰法を行ってよいと判断できますね．

ビギナー PT
なるほど！ 理解できました．

>  COPD の急性増悪期には，酸素流量の増加とともに $CO_2$ ナルコーシスを発症するリスクがある．

## 解説

### 高二酸化炭素血症の症状

高二酸化炭素血症はこれまでも説明してきましたが，肺胞低換気が原因で生じます．臨床では $PaCO_2$ は単純に換気の状態を表すと考えて構いません．正常値は 35〜45 Torr で，35 Torr 以下は過換気の状態で，高二酸化炭素血症は，45〜50 Torr の軽症，50〜60 Torr の中等症，60 Torr 以上の重症に分類されます[4]．$PaCO_2 > 70$ Torr では $CO_2$ ナルコーシスになりやすくなります．ただし，急性の $PaCO_2$ の上昇による症状や所見は，$PaCO_2$ の絶対値ではなく，基礎値への上乗せぶんに依存します．ですので，慢性期の $PaCO_2$ 高値による症状は特にないということになります．表 22-2 に急性期 $PaCO_2$ 上昇による症状など，$PaCO_2$ の評価に関することをまとめておきます．

### 高二酸化炭素血症を認めた場合の酸素投与

当たり前のことですが，サチュレーションモニターで低酸素血症は判断でき

表 22-2　PaCO$_2$ の評価

**PaCO$_2$ と換気**

| PaCO$_2$ 値 | 血液の状態 | 換気 |
|---|---|---|
| 35 Torr 以下 | 低二酸化炭素血症 | 過換気 |
| 35〜45 Torr | 正常 | 正常換気 |
| 45 Torr 以上 | 高二酸化炭素血症 | 肺胞低換気 |

**高二酸化炭素血症の分類**

| PaCO$_2$ 値 | 分類 |
|---|---|
| 45〜50 Torr | 軽症 |
| 50〜60 Torr | 中等症 |
| 60 Torr 以上 | 重症 |

**急性期 PaCO$_2$ 上昇による症状**

| PaCO$_2$ 値 | 症状 |
|---|---|
| 基礎値＋ 5〜10 Torr | 手のぬくもり (hot hand) |
| 基礎値＋10〜15 Torr | 発汗，脈圧増大を伴う高血圧 |
| 基礎値＋15〜20 Torr | 羽ばたき振戦 |
| 基礎値＋20〜30 Torr | 傾眠 |
| 基礎値＋30 Torr 以上 | 昏睡 |

[高橋仁美，他：急性期呼吸理学療法のリスク管理．高橋仁美，他(編)：臨床アプローチ急性期呼吸理学療法，pp12-20，メジカルビュー社，2010 より引用改変]

ますが，PaCO$_2$ を測ることはできません．ですので，II型呼吸不全の患者さんに対しては SpO$_2$ が低値だからといって，何はともあれリザーバー付き酸素マスクを使って酸素吸入，などといった対応は適切とはいえません．これまで説明してきたように高濃度酸素投与による CO$_2$ ナルコーシスを起こすリスクがあるからです．よって，高二酸化炭素血症を認める場合には，酸素投与は少量から慎重に開始し，投与開始後には呼吸状態などを観察して，慎重に対応する必要があります．しかしながら，著しい低酸素血症により生命に危険がある場合は，この限りではありません．CO$_2$ ナルコーシスを恐れるあまり低酸素状態を放置し，酸素投与を躊躇することがあってはなりません．致死的な低酸素血症がある場合には，酸素投与を行って低酸素の是正を優先させる必要があります．積極的に酸素投与を行い，もしも呼吸が抑制されたり停止したりしてしまった場合には，バッグバルブマスクによる補助換気で対応します．

　図 22-1 に COPD の急性増悪時における酸素療法の手順を示します．一般的にこれまでは軽症の II型呼吸不全に対する酸素投与では，低流量システムである鼻カニュラや簡易マスクが使われていたわけですが，近年では特殊な鼻カニュラを用いて 21〜100％までの濃度の酸素を吸入することが可能な高流量式

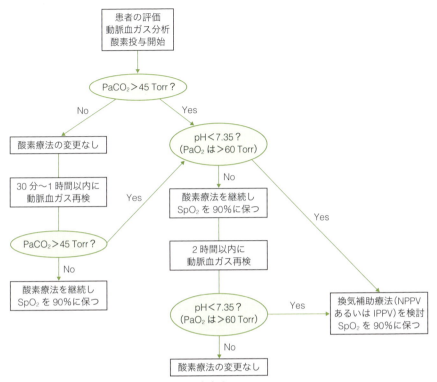

図 22-1　COPD の急性増悪時における酸素療法

［日本呼吸器学会 COPD ガイドライン第 4 版作成委員会（編）：第Ⅲ章治療と管理　4．酸素療法，COPD（慢性閉塞性肺疾患）診断と治療のためのガイドライン，第 4 版，pp110-111，メディカルレビュー社，2013 より引用］

鼻カニュラ酸素療法（high-flow nasal cannula oxygen therapy）の使用も考慮されています．高流量式鼻カニュラ酸素療法は一般にはネーザルハイフロー（ハイフローセラピー）ともいわれ，2016 年度の診療報酬改定で新設され，算定が認められました．$PaCO_2>45$ Torr で，かつ pH＜7.35 の $CO_2$ ナルコーシスに至らず $PaO_2>60$ Torr が得られない症例では，人工呼吸器への移行が検討されることになります（図 22-1）．以前は気管挿管をしてチューブなどの人工気道を介して陽圧呼吸を行う侵襲的陽圧換気療法（IPPV）という選択肢でしたが，現在ではマスクを介して陽圧呼吸を行う非侵襲的陽圧換気療法（NPPV）のほうが考慮されるようになっています．しかし，このネーザルハイフローの登場によって，NPPV への移行も減らせる可能性が十分に出てきました．

　ネーザルハイフローは，鼻カニュラと違って，加温・加湿が十分になされて

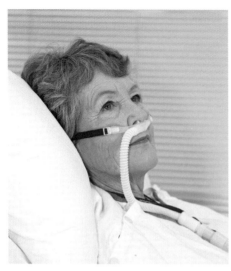

図 22-2　ネーザルハイフロー
[Fisher & Paykel Healthcare 株式会社のカタログより，許可を得て転載]

いるため鼻が痛くなることはありません．また，装着した状態で食事や会話はもちろん，口腔ケアも可能となります(図22-2)．生理学的な利点としては，$FiO_2$ を正確に知ることができること，$CO_2$ を洗い流してくれることです．通常，呼気時には鼻腔や咽頭に $CO_2$ を多く含む空気がたまっていますが，高流量の酸素＋空気の供給でこの $CO_2$ を含む空気を洗い流してくれますので，換気の改善も期待できます．また，呼気終末陽圧(PEEP)の効果も利点として挙げられます．簡単にいえば，息を吐いたときに気道に圧力を加えることができるということです．圧のレベルは低いのですが，虚脱した肺胞を広げて，酸素化の改善効果が期待できます．

文献

1) 平井美津子：医学英語とギリシャ神話に関する基礎的研究．長崎国際大学論叢 9：45-53, 2009
2) 久保田勝, 阿部　直：$CO_2$ narcosis (肺性脳症)．診断と治療 86(suppl)：305, 1998
3) Austin MA, et al：Effect of high flow oxygen on mortality in chronic obstructive pulmonary disease patients in prehospital setting：randomised controlled trial. BMJ 341：c5462, 2010
4) 高橋仁美, 他：急性期呼吸理学療法のリスク管理．高橋仁美, 他(編)：臨床アプローチ急性期呼吸理学療法, pp12-20, メジカルビュー社, 2010

# Question 23

酸素流量0.5 L/分で在宅酸素療法（HOT）を施行しているⅡ型呼吸不全（$PaCO_2$ 60 Torr）の安定期にある患者さんです．安静時の$SpO_2$はぎりぎり90％を維持できていますが，運動療法時や労作時には$SpO_2$が90％を下回るので，その際は$SpO_2$ 85％になった時点で休息して，回復を待つようにしています．このように酸素流量は必要最低限とし，これ以上増量することは抑えるようにしています．この指導は適切といえるでしょうか．

**ビギナーPT**

う〜ん，どうなんでしょうか．正しいような，正しくないような…．う〜ん…．

**エキスパートPT**

悩んでいるようですね．適切なのか，それとも適切でないのかがはっきり判断できないのは，なぜですか？

**ビギナーPT**

呼吸理学療法においては，運動療法を行う際に$SpO_2$が90％を下回らないように酸素吸入を行うことが一般的ですよね．同じように日常生活上，労作時にも基本的には90％以下にならないようにしたほうがいいと思いますが，本ケースはⅡ型呼吸不全があり，$CO_2$が60 Torrと結構高いです．酸素流量を増量することによって$CO_2$ナルコーシスが起きる可能性があるんじゃないかと…．

**エキスパートPT**

確かに，HOTを施行中の患者さんが，いつもよりもなんだか呼吸が苦しくなったので，楽になりたいと思い自分の判断で酸素流量を上げたら，楽にはなったんだけど，だんだん意識レベルが低下し，救急車で搬送された…という$CO_2$ナルコーシスの症例も実際にありますしね．

**ビギナーPT**

教科書の記述では，運動誘発性低酸素血症（EIH）を認める場合は，$SpO_2$が85％に低下したらいったん運動を中止して，90％以上の回復

を待って再開するとされています．この点からは，患者さんへの指導はまあよいとは思いますが，それにしても $SpO_2$ がぎりぎりの感じなので，もう少し十分に維持できるよう酸素流量を増やしたほうがいいのではないかという気持ちがあります．でも，なにせ $CO_2$ ナルコーシスが怖いというか…．

**エキスパート PT**

確かに運動療法時には $SpO_2$ が90％以上を維持できるように酸素吸入下で実施することはそのとおりですし，$CO_2$ ナルコーシスを起こす可能性があるⅡ型呼吸不全患者さんに対しては酸素投与が慎重になるのも理解できます．しかし，本ケースは安定期にあるⅡ型呼吸不全ですよね．急性増悪時では酸素流量を必要最低限とすることでもちろん適切となりますが，そもそも安定期でも同様に考えてもよいものでしょうか？

**ビギナー PT**

んっ！ もしかして Question 22 でお話があった，「$PaCO_2$ の上昇だけで $CO_2$ ナルコーシスは起こるのではない」に関係するのでしょうか？

**エキスパート PT**

思い出しましたか．$CO_2$ ナルコーシスは，不用意な高濃度酸素の投与で発症することが多いのですが，その発生因子は脳組織 pH の低下であるとされています．$PaCO_2$ が高値であっても pH が正常範囲に保たれていれば $CO_2$ ナルコーシスはまず起こらないのですが，動脈血 pH が7.30以下になると傾眠傾向になり，7.10以下では昏睡状態になるといわれています[1]．つまり，$CO_2$ ナルコーシスは，pH によって決まるというわけですね．

**ビギナー PT**

ということは，$PaCO_2$ が高値であっても，pH が正常範囲に保たれている安定期であれば，$CO_2$ ナルコーシスが発症するリスクはほとんどないということですね？

**エキスパート PT**

そういうことです☆ 急速な $PaCO_2$ の上昇はすぐに髄液 $PCO_2$ を上昇させ，髄液 pH の著明な低下をもたらしますが，緩徐に

PaCO$_2$ の上昇が起こった場合には高二酸化炭素血症による呼吸性アシドーシスは代謝性因子によって代償されており,髄液 pH の著明な変化は起こりません.CO$_2$ ナルコーシスが発症するか否かは,PaCO$_2$ の絶対値ではなく,その上昇速度が重要となります.ですので,安定期の状態にある場合の PaCO$_2$ の高低は,CO$_2$ ナルコーシスにはあまり関係がないということになります.

ビギナー PT

そうですか! では,本ケースの場合も CO$_2$ ナルコーシスの心配はないので,酸素流量を増やしてもいいわけですね.

エキスパート PT

はい,そのように判断していいと思います.現在,酸素流量 0.5 L/分と少ないこともありますが,安静時の SpO$_2$ が 90% ぎりぎりですので,安静時に酸素流量を増量することはもちろん,運動時や労作時ではその倍の酸素流量に設定してもよいと思いますよ.

ビギナー PT

では,設問の解答としては,「あまり適切とはいえない」という感じでしょうか.

エキスパート PT

よいでしょう☆ 安定期にある II 型呼吸不全患者さんは,CO$_2$ ナルコーシスに神経をとがらせて,酸素流量を必要最低限にする指導はあまり適切とはいえない,ということですね.PaCO$_2$ を高くしないように意図して酸素流量を抑えるよりは,PaCO$_2$ が高値であっても PaO$_2$ をしっかり維持できる酸素流量に増量したほうが賢明,ということです.もちろん,急性増悪期での勝手な流量増量は,CO$_2$ ナルコーシスの引き金になるので,厳重な注意が必要ですよ.

> **正解** 安定期にある II 型呼吸不全患者に対しては,CO$_2$ ナルコーシスに神経をとがらせて,酸素流量を必要最低限にする指導はあまり適切とはいえない.

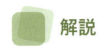

## HOTのエビデンスと適応

　はじめに在宅酸素療法（HOT）のエビデンスと適応について触れておきたいと思います．エビデンスに関してはCOPDに関するものが多く，現在のところ，生存期間の延長と肺高血圧症の改善は確立されたエビデンスとなっています．英国のMedical Research Council（MRC）（図23-1a）と米国のNocturnal Oxygen Therapy Trial（NOTT）（図23-1b）によって，低酸素血症を伴うCOPDに対するHOTは生存期間を延長させることが検証されています．これらの臨床研究がPaO$_2$ 55 Torr以下の低酸素血症のCOPDに対する24時間の酸素吸入が推奨される根拠となっています．

　肺高血圧症の改善については，NOTT Studyでは，HOT開始6か月までの肺血管抵抗の変化をみた結果，夜間を中心とした1日12時間の酸素投与群では6.5％増加し，1日18時間の持続酸素吸入群では11.1％低下していると報告しています[2]．また，日本の呼吸不全調査研究班の研究成績では，HOT施行群の平均生存期間は非施行群の2倍であったとして，肺高血圧症の予後の改善には

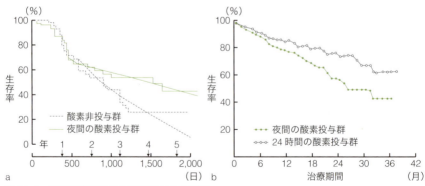

図23-1　在宅酸素療法の生存率に与える影響
a：MRC study，b：NOTT study
[a：Medical Research Council Working Party：Long term domiciliary oxygen therapy in chronic hypoxic cor pulmonale complicating chronic bronchitis and emphysema. Lancet 1：681-686, 1981 より引用・改変，b：Nocturnal Oxygen Therapy Trial Group：Continuous or nocturnal oxygen therapy in hypoxemic chronic obstructive lung disease：a clinical trial. Ann Intern Med 93：391-398, 1980 より引用・改変]

酸素療法の有効性が示されています[3]．

HOT の適応は，酸素吸入以外の有効な治療が積極的に行われ，少なくとも 1 か月以上安定期にあることが前提となっています．HOT は，PaO$_2$ 55 Torr

**表 23-1 健康保険の HOT 適応基準**

1. チアノーゼ型先天性心疾患
2. 高度慢性呼吸不全
   慢性呼吸器疾患だけでなく，その他の疾患により高度の慢性呼吸不全に陥った患者．ここで高度の慢性呼吸不全とは，安静時 PaO$_2$ が 55 Torr 以下，あるいは安静時 PaO$_2$ が 55 Torr から 60 Torr の間でも睡眠中や運動中に PaO$_2$ が 55 Torr 以下になる状態をいう．
3. 肺高血圧症
4. 慢性心不全
   医師の診断により，NYHA Ⅲ度以上であると認められ，睡眠時チェーン・ストークス呼吸がみられ，無呼吸低呼吸指数（1 時間当たりの無呼吸数および低呼吸数をいう）が 20 以上であることが，睡眠時ポリグラフィ上確認されている患者

［日本呼吸器学会肺生理専門委員会，日本呼吸管理学会酸素療法ガイドライン作成委員会（編）：酸素療法ガイドライン．メディカルレビュー社，2006 より引用］

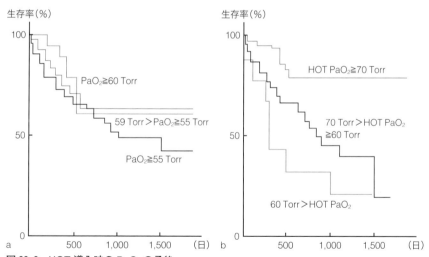

**図 23-2 HOT 導入時の PaO$_2$ の予後**
a：HOT 導入時の室内空気呼吸下の PaO$_2$ と生存率，b：HOT 施行中の指定酸素吸入下の PaO$_2$（HOT PaO$_2$）と生存率
HOT 導入時の室内空気吸入中の安静時 PaO$_2$ よりも，HOT 施行中の指定酸素吸入時の安静時 PaO$_2$（HOT PaO$_2$）のほうが予後によく相関する．
［山根喜男：在宅酸素療法における至適酸素流量―安定期と急性増悪期での使い分け．工藤翔二（編）：呼吸器診療のコツと落とし穴 2 閉塞性肺疾患・呼吸不全．pp190-192，中山書店，2005 より引用］

（$SpO_2$ で 88％）以下の低酸素血症はもちろん，肺高血圧症では低酸素血症の有無に関係なく単独でも健康保険上の適用となっています．注意が必要なのは，慢性呼吸不全の患者さんすべてが保険適用にならない点です．HOT の絶対適用は $PaO_2$ 55 Torr 以下であって，$PaO_2$ 55〜60 Torr の場合は，睡眠時や運動時に著しい低酸素血症（$PaO_2$ 55 Torr 以下）に陥る患者さんが適用となります．

表 23-1 に健康保険による HOT の適用基準を示しておきます．なお，現喫煙者は医療事故防止の観点から，適用基準を満たしても適用にはなりません．

## 安定期の高二酸化炭素血症と予後

HOT 患者の予後を $PaO_2$ 別と $PaCO_2$ 別にみたデータがあります．$PaO_2$ 別では，HOT 導入時の室内空気吸入中の安静時 $PaO_2$ よりも，HOT 施行中の指定酸素吸入時の安静時 $PaO_2$（HOT $PaO_2$）のほうが予後により関係しています（図 23-2）．つまり，HOT 施行中には低酸素血症の予防が重要で，十分な酸素投与

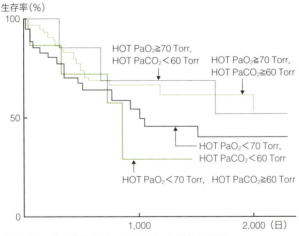

**図 23-3　HOT 中の $PaO_2$ と $PaCO_2$ からみた予後**
HOT 施行中の $PaCO_2$ を 60 Torr 未満の群と 60 Torr 以上の群に分け，それぞれの群で HOT $PaO_2$ が 70 Torr 以上の群と 70 Torr 未満の群で予後を比較したところ，$PaCO_2$ 60 Torr 以上あっても，$PaO_2$ 70 Torr 以上の群のほうが，$PaCO_2$ 60 Torr 未満で $PaO_2$ 70 Torr 未満の群よりも予後がよい．
［山根喜男：在宅酸素療法における至適酸素流量―安定期と急性増悪期での使い分け．工藤翔二（編）：呼吸器診療のコツと落とし穴 2 閉塞性肺疾患・呼吸不全．pp190-192，中山書店，2005 より引用］

が予後に反映するといえます.

　また, $PaCO_2$ 別に予後をみると, HOT 導入時の $PaCO_2$ が高値でも決して予後は悪くありません. むしろ $PaO_2$ を低くするほど予後が悪いといえます(図23-3). ですので, 安定期の高二酸化炭素血症の予後は決して悪くなく, 十分な $PaO_2$ を維持させることが重要となります.


### 文献

1) 宮本顕二：改訂版楽しく学ぶ肺の検査と酸素療法. p124, メジカルビュー社, 2007
2) Nocturnal Oxygen Therapy Trial Group：Continuous or nocturnal oxygen therapy in hypoxemic chronic obstructive lung disease：a clinical trial. Ann Intern Med 93：391-398, 1980
3) 宮本顕二, 他：慢性肺性心への影響. 日胸疾患会誌 30(増刊)：175-179, 1992

# Question 24

呼吸困難が主訴で入院した78歳の男性です．急性心不全，肺炎の診断でNPPVが持続気道陽圧（CPAP）モード，$FiO_2$ 100％で導入されました．来室した際の$SpO_2$ 98％と良好だったので，特に問題なしと判断し，ポジショニングを主とした理学療法を行ってきました．この判断は適切でしょうか？

**ビギナーPT**
　NPPVを装着して，CPAPモードですか？（汗）なんか，モードとかよくわからないんですよね．ちょっと…この設問に私は答えることができないようです．無理だと思います．すみません．

**エキスパートPT**
　まあまあ．NPPVやCPAPモードのことは後で簡単に解説しますから．いずれにせよ，この設問では，そこはあまり論点にはなりません．「$FiO_2$ 100％，$SpO_2$ 98％」をどう判断するかという点にポイントをおいて考えてみましょうか．

**ビギナーPT**
　そうですか…そうであれば，答えられるような気がします（ほっ）．

**エキスパートPT**
　実際の現場では，$SpO_2$ だけで呼吸状態を評価するのではなく，ほかのモニターはもちろん，呼吸数などのフィジカルアセスメントを行って，患者さんから直接情報を得ることが大切です．そういう意味ではこの設問は，患者さんの情報が不十分ではあります．まあでも，この少ない情報だけで判断してもらいましょう．いかがでしょうか？

**ビギナーPT**
　$SpO_2$（経皮的動脈血酸素飽和度）の数値からは，この判断は適切だと考えます．だって，98％と良好ですから，問題はないと思います．$SpO_2$ とは，$SaO_2$（動脈血酸素飽和度）を経皮的に測定した値ですよね．それで，$SaO_2$ は，酸化ヘモグロビン量／総ヘモグロビン量×100の式からも100％が最高値です（Question 9）．ですので，98％という

数値は，非常に酸素化がよい状態といえるのではないでしょうか．

**エキスパートPT**

なるほど，なるほど……．ところで，酸素解離曲線は知っていますよね？

**ビギナーPT**

もちろんです！　縦軸に酸素飽和度，横軸に酸素分圧をとって，この関係を示した曲線のグラフです．直線的な比例関係ではなくS字状のカーブを描くんですよね．このグラフからもいえますが，最高値の$SpO_2$ 100％＝$PaO_2$ 100 Torrですので，$SpO_2$ 98％は問題ありませんよね．

**エキスパートPT**

う〜ん．そこに問題がありますね．

**ビギナーPT**

えっ！（汗）どういうことでしょうか？

**エキスパートPT**

今，イメージしているのは，図24-1のようなグラフだと思います．これは教科書でもたまに見ることができる酸素解離曲線ですが，実はこのグラフは酸素濃度21％の空気呼吸下という条件でしか使えません．また，この図24-1から$SpO_2$ 100％＝$PaO_2$ 100 Torrと捉えてしまいますが，これは正確とはいえないのです．

**ビギナーPT**

えっ，じゃあ今回の設問のように$FiO_2$ 100％の場合はどうなるのでしょうか？

**エキスパートPT**

図24-2に，空気中の酸素濃度である21％以上の酸素を吸う場合も想定した実際の酸素解離曲線を示します．$SpO_2$ 98％以上では，$PaO_2$に100〜500 Torrの幅があるのがわかります．つまり，酸素吸入している患者さんが$SpO_2$ 98％以上であれば，高酸素血症が生じている可能性を疑うべきです．本ケースについても，高酸素血症が生じ，不必要な酸素投与が行われている可能性があると判断することができます．

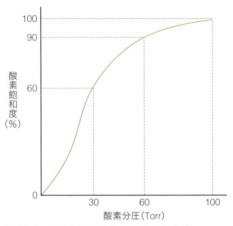

図 24-1 正確とはいえない酸素解離曲線

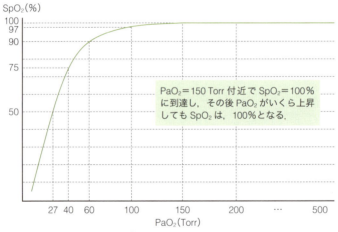

図 24-2 実際の酸素解離曲線
[https://nursepress.jp/216530 より引用(2017. 9. 11 閲覧)]

**ビギナー PT**

そういうことですか…．今まで，図 24-2 の左側部分の $SpO_2$ が低値の低酸素血症ばかり気にしていましたが，酸素投与されている患者さんでは右側部分の高値の高酸素血症も考えなければいけないということですね．

Question 24

**エキスパート PT**

そのとおり☆ $SpO_2$ が 98％のときは高酸素血症が生じている可能性が高いので，酸素の投与量は下げて，最低でも $SpO_2$ 97％以下にする必要があります．不必要に高濃度の酸素を投与し続けると，$CO_2$ ナルコーシスはもちろんですが，酸素中毒によって，さまざまな病気の原因といわれている活性酸素による肺傷害である高濃度酸素性肺傷害を引き起こすこともあります．また，肺内の窒素が酸素に置き換わり，血液に酸素が吸収された後に肺胞内圧を維持するガスがなくなるために起こる吸収性無気肺が起きたり，痙攣などの中枢神経症状を来したりします．また，高濃度酸素性肺傷害は，急性呼吸促迫症候群（ARDS）の原因にもなりますよ．

**ビギナー PT**

なるほど…では，本ケースの「$SpO_2$ が良好なので，特に問題なしと判断し，ポジショニングを主とした理学療法を行ってきました」というのは不適切で，まずは医師への報告が優先されるべきなんですね．

**エキスパート PT**

そうですね！ 本ケースは 78 歳の男性ですよね．もしかしたら，COPD を基礎疾患にもっている可能性もあり，もしそうであれば，このまま高濃度の酸素を投与していると $CO_2$ ナルコーシスになることも否定できませんね．

いずれにせよ，高濃度の酸素吸入で $SpO_2$ が数値上 98％以上であれば，酸素投与量は積極的に減らしていく必要があります．一般的には，$FiO_2$ 60％以上で酸素中毒から肺傷害を引き起こす可能性があるとされ，それ以下を保つべきとされています．

---

 高濃度の酸素投与を続けると，酸素中毒を起こす可能性があるので，$SpO_2$ が 98％以上である場合は，医師への報告が優先されるべきである．

171

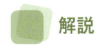
## 解説

### NPPV用マスク

NPPVとは，気管挿管や気管切開を行わないで，鼻・口を覆うマスクを介して気道に陽圧をかけることによって，換気を行う治療法です．NPPVは，$FiO_2$を100％まで自在に設定することが可能になったことで，急性期に適応されるようになりました．ここでは，NPPVの基本的なことを簡単に説明しておきます．

マスクには，鼻だけを覆う鼻マスク，口鼻を覆うフェイスマスク，顔面を覆うトータルフェイスマスクなどがあります(図24-3)．侵襲が最も少ないのが鼻マスクで，在宅で使用される場合が多いです．口呼吸をする患者さんには適応となりません．フェイスマスクは急性期のNPPVでは第一選択となります．口呼吸が主体となっている口鼻呼吸をしている患者さんに適応となります．トータルフェイスマスクはフィッティングが容易で，鼻マスクやフェイスマスクでリーク(漏れ)があり，うまく適合しない場合に選択されます．

### NPPVで使われる換気モード

NPPV専用機のほとんどは，二相式気道陽圧(bilevel PAP)と持続気道陽圧(CPAP)の2つが基本となります．一般的に，心原性肺水腫をはじめとする低

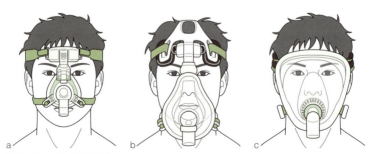

図24-3　マスクの種類
a：鼻マスク，b：フェイスマスク，c：トータルフェイスマスク

酸素血症の呼吸不全や心不全には CPAP が，COPD の急性増悪をはじめとする PaCO$_2$ が上昇する換気障害に対しては bilevel PAP が用いられます．

Bilevel PAP は，吸気時には吸気圧（IPAP），呼気時には呼気圧（EPAP）を供給します．IPAP と EPAP の較差（IPAP－EPAP）は，いわゆるプレッシャーサポート圧に該当します．CPAP モードは，吸気・呼気ともに一定の気道内圧を保持する換気モードです．つまり，IPAP と EPAP の圧較差がなければ，CPAP モードとなります．持続的に陽圧がかかるモードで，換気の補助は行わないため，自発呼吸がしっかりと保たれた人に適応となります．NPPV で使われる換気モードには次の4つがあります．

### S（spontaneous）モード

自発呼吸に同調して高い吸気圧（IPAP）と低い呼気圧（EPAP）を供給する換気モードです．呼吸数，吸気時間，呼気時間は患者の呼吸パターンに合わせて行われます．自発呼吸がしっかりあることが前提のモードで，患者さんが息を吸いたいときに器械が同調して換気をします．

### T（timed）モード

Timed は時間を表しています．設定した呼吸数と吸気時間に応じて，自動的に IPAP と EPAP が切り替わる換気モードです．患者さんに自発呼吸がないか，またはあっても非常に弱くトリガー（器械が吸気努力を感知すること）できない場合に有効となります．

### S/T（spontaneous/timed）モード

S モードと T モードを組み合わせた換気モードで，自発呼吸がある場合には S モードで，ない場合には T モードに自動的に移行します．つまり，自発呼吸がある場合には S モードで IPAP と EPAP を供給し，設定された時間内に自発呼吸がない場合にはバックアップ機能によって自動的に IPAP が供給されます．

### CPAP（continuous positive airway pressure）モード

IPAP と EPAP の圧較差がなければ，CPAP モードとなります．つまり持続的に陽圧がかかるモードです．換気の補助は行わないので，自発呼吸がしっかりと保たれた人に適応となります．

## 酸素中毒

　長期間にわたって高濃度の酸素を投与すると，肺に傷害を与え酸素中毒を起こす可能性があります．Kallet ら[1]によると，高酸素性肺傷害は $PaO_2$ 450 Torr以上，または $FiO_2>60\%$ で特に生じやすいとされています．酸素中毒による肺傷害は，吸入酸素濃度および吸入時間と密接な関係にあり（図 24-4），60％以上の高濃度の酸素を投与する場合は数日以内として，長期間投与する場合は 60％以下に保つべきであるとされています[2]．一般的には，50％以下であれば長期でも安全で，40％の酸素濃度では酸素中毒は起こらないとされてはいますが，30％でも長期投与によって肺に変化が起こるという報告もあり，安全な吸入酸素濃度ははっきり確立していない現状があります[3]．しかしながら，低酸素状態になった場合は，一過性に100％の酸素吸入を行ってもよいとされていますが，酸素中毒の予防とケアの観点からは，可及的速やかに投与酸素濃度を下げることが望まれます．

　また，高濃度の酸素を吸入すると，肺胞内の窒素ガスを洗い流し，肺胞中の酸素が急激に拡散され肺胞圧が低下し虚脱することで，無気肺が発生することがあります．酸素が吸収されるために起こるので，吸収性無気肺と呼ばれています．生理学的なシャント量が増加し，低酸素血症の原因となります．低酸素血症の改善がみられない場合には考慮する必要があります．PEEP は呼気終了時にも気道内圧が大気圧に開放されないよう圧力をかけて呼気終末時の肺胞虚

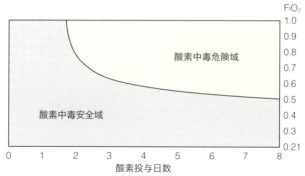

図 24-4　酸素中毒の可能性

［上野浩一，他：鼻カニュラ，フェースマスク，ジャクソンリースの適応と使い分け．相馬一亥，岡元和文（編）：呼吸管理 Q & A　研修医からの質問 331　改訂版，p85，総合医学社，2009 より引用］

脱を防止する効果が期待できます．機能的残気量(FRC)を増加させることで，シャントが是正され酸素化が改善され，投与酸素濃度を低下させることが期待できます．

　ちなみに，PEEP は自発呼吸のない患者に適応されますが，本設問では CPAP モードが使用されています．CPAP モードは吸気相，呼気相のいずれにもある一定の圧がかかっているモードですが，自発呼吸状態で，PEEP をかけたモードと捉えて問題ありません．いずれにせよ，高濃度の酸素投与の際は，無気肺の出現にも注意し，長期投与を回避することが重要となります．

### 文献

1) Kallet RH, et al：Hyperoxic Acute Lung Injury. Respir Care 58：123-141, 2013
2) 上野浩一, 他：鼻カニュラ, フェースマスク, ジャクソンリースの適応と使い分け. 相馬一亥, 岡元和文（編）：呼吸管理 Q & A　研修医からの質問 301　新装版, pp74-80, 総合医学社, 2004
3) 鈴木恒夫：酸素療法の危険性について. 相馬一亥, 岡元和文（編）：呼吸管理 Q & A　研修医からの質問 301　新装版, pp81-85, 総合医学社, 2004

# Question 25

COPDの急性増悪で入院した患者さんです．酸素療法を行っていますが，改善はあまり認められません．血液ガス（室内気）データは，以下のとおりです．今後の対応としてどのようなことが考えられるでしょうか？

pH 7.32, PaCO₂ 76 Torr, HCO₃⁻ 33 Torr, PaO₂ 55 Torr

**ビギナー PT**
うん，うん．この血液ガス所見は，部分代償性呼吸性アシドーシスですね，はい！

**エキスパート PT**
おおっ☆ すごい．冴えてきましたね．

**ビギナー PT**
酸塩基平衡（Question 20）はみっちり勉強させていただきましたからね…．

**エキスパート PT**
勉強の成果が出てきましたね．さてさて，PaO₂ 55 Torrですから，酸素を増量したいところですが，どうでしょうか？

**ビギナー PT**
それはまずいと思いますよ（汗）．酸素の増量はダメです．CO₂ナルコーシスが起こる可能性があります．pH 7.32，PaCO₂ 76 Torrですので，かなり危ない感じだと思います．

**エキスパート PT**
そうですね．では，どうしましょうか？

**ビギナー PT**
換気を助けるために呼吸介助を行うのはどうでしょうか？

**エキスパート PT**
　確かに呼吸介助は徒手的に行う人工呼吸器のような要素がありますからね．効果は期待できると思いますが，でもず〜っとつきっきりで呼吸介助をするのは現実的ではありませんよね．

**ビギナー PT**
　ですよねぇ〜（汗）．でも…そうか，人工呼吸器ですね！

**エキスパート PT**
　COPDの急性増悪は，基本的には換気不全です．ですから，酸素療法だけではよくならないことは多々あることです．こうした場合には人工呼吸器の出番となるわけです．

**ビギナー PT**
　はいはい，わかります！ 人工呼吸器でも気管挿管しない非侵襲的なアレ，NPPVですね．

**エキスパート PT**
　NPPVはCOPDの急性増悪の際の換気補助療法の第一選択とされていて，強いエビデンスがありますよ．

**ビギナー PT**
　でも，COPDの急性増悪で$PaCO_2$が高い患者さんって，頭がぼ〜っとして意識状態はよくないことがあると思いますが，このような場合でも使って大丈夫なんでしょうか？

**エキスパート PT**
　スルドイ質問ですね．完全に意識が消失している場合にはもちろん適応外です．このほかにも自発呼吸がない人には使えませんし，上気道が塞がっていて気道確保ができない場合，痰が多すぎて自力で排痰できないような場合にもNPPVは適応外ですね．こうしたケースには気管挿管を伴う侵襲的人工呼吸療法が適応になりますよ．でも，<u>COPDの急性増悪では，意識状態が多少悪くてもNPPVを装着すると，意識がはっきりしてくることが多いです．血液ガスは2時間以内に改善してきます．やはり，COPDの急性増悪では，第一選択と考えていいでしょうね．</u>

**ビギナー PT**

 なるほど…，NPPVはCOPDの急性増悪にはよく効くんですね．でも，意識がある場合に使うので，患者さんには少しのがんばりというか，協力してもらう必要がありますよね．

**エキスパート PT**

 そうですね☆ NPPVの装着には，患者さんの協力が不可欠で，非協力的な場合も適応外となります．ですので，現在の病状とNPPVの必要性，合併症などを患者さんと家族に説明し，同意を得る必要性があるわけですね．それと，2時間以内に改善が認められない場合や病状が急変した場合には，挿管下人工呼吸へ移行する可能性があることについても説明すべきですよ．

**ビギナー PT**

 なるほど，そういうことですね…．本題から外れるかもしれませんが，先ほど少し触れました，NPPV中の患者さんに呼吸理学療法を併用することはどうなんでしょうか？ やってはまずいのでしょうか？

**エキスパート PT**

 まずくないですよ．併用することで，肺胞へのair entry（空気の流入）を改善させたり，気道内分泌物を効率よく喀出させることが可能なので，無気肺の改善や肺合併症を予防する効果が期待できます．

 NPPVの継続が困難となり，挿管下人工呼吸となる理由で多いのは，痰の喀出ができなくなった場合なんです．実際，喀痰が多い疾患である肺炎や気管支炎では，NPPVの中断率が高くなっています．ですので，COPDの急性増悪の場合でも，NPPV中にポジショニングや体位ドレナージに排痰手技を併用するのは有効ですよ．早期離床にもつながりますからね．

**ビギナー PT**

 では実際に，呼吸理学療法を行う場合に注意することはありますか？

**エキスパート PT**

 体位変換の際には，マスクがずれたり，外れたりすることがあるので注意しなければなりません．そのまま気づかずにいると，低酸素血症に陥る危険性があります．また，体位変換によって嘔吐が誘発され

ることもあるので，もし嘔吐があった場合には，吐物の誤嚥を防ぐために，マスクを外して側臥位にする必要があります．

**ビギナー PT**
　わかりました．では，呼吸介助などの手技を実施するときはどうなんでしょうか？

**エキスパート PT**
　呼吸介助やスクイージングなどの手技については，NPPV の換気は，noninvasive positive pressure ventilation からもわかるように陽圧換気なので，量規定であるボリュームコントロール（VC）と違って設定された換気モードにあわせて実施できますよ．ただし，呼吸不全がある場合の自発呼吸は，吸気時間が短縮して1回換気量が減少したり，呼吸数が多くなって呼吸サイクル時間が短くなったりすることがあるので，これらの手技を実施する場合は，ゆっくりとした吸気を促すなど，呼吸パターンを悪化させることなく呼吸サイクルのリズムを整えるようにして行う必要があります．

　排痰の頻度ですが，あまり多すぎるとマスクを外している時間が長くなりますので，低酸素血症の危険性も生じます．また PEEP の欠如により無気肺ができることもありますね．ですので，排痰を行う時間や排痰に要する時間などに配慮することが必要です．

　それから，視診，触診，打診，聴診などのフィジカルアセスメントをしながら呼吸理学療法を行うことが大切なのはいうまでもありませんよ．

> **正解**　COPD の急性増悪の原因は，基本的には換気不全である．NPPV は COPD の急性増悪の際の換気補助療法の第一選択となる．

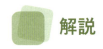
解説

## NPPV の適応とエビデンス

急性期で NPPV が考慮される基準は，
- 中等度から重度の呼吸困難の増強と呼吸仕事量の増加徴候(頻呼吸もしくは呼吸補助筋の緊張)が認められる場合で，
- 呼吸数では閉塞性換気障害で＞24 回/分，拘束性障害で＞30 回/分，
- 血液ガスでは $PaCO_2$＞45 Torr，または pH＜7.35(pH＜7.30 であれば気管挿管)，
- P/F 比＜200，

などが基準として挙げられています[1]．個々の疾患に対する NPPV のエビデンスを表 25-1 に示します．COPD の急性増悪，人工呼吸を行っている COPD 症例の抜管およびウィーニング，心原性肺水腫，免疫不全例の呼吸不全には強いエビデンスがあるとされていますが，急性呼吸促迫症候群(ARDS)や気管支喘息の急性呼吸不全，間質性肺炎などに対するエビデンスは低いとされています．保険点数上では，P/F 比が 300 以下または $PaCO_2$ が 45 Torr 以上の急性呼吸不全の場合に限り，人工呼吸に準じて算定することが可能となっています．

一方，慢性期では II 型呼吸不全を呈する患者に適応され，COPD，拘束性換気障害(肺結核後遺症，脊柱後側彎症)，神経筋疾患に対しては，NPPV が人工呼吸の第一選択として推奨されています[2]．保険適用は，①長期にわたり持続的に人工呼吸に依存せざるを得ず，かつ安定した病状にあるものについて，在宅において実施する人工呼吸療法，②病状が安定し，在宅での人工呼吸療法を行うことが適当と医師が認めた患者とされており，基本的には在宅での NPPV 使用となります．

## NPPV の禁忌

先ほども述べましたが，NPPV は基本的に自発呼吸下で行うので，自発呼吸が消失している場合には禁忌となり，気道確保ができない場合や多量の気道分泌物がある場合も使用できません．NPPV が禁忌とされる病態を絶対禁忌と相対禁忌に分けて表 25-2 に示しました．なお，気胸があっても NPPV を使用す

表 25-1　急性呼吸不全における NPPV のエビデンス

| レベル 1 | ランダム化比較試験 |
|---|---|
| 推奨 | COPD 急性増悪<br>COPD の抜管およびウィーニング<br>心原性肺水腫<br>免疫不全患者 |
| **レベル 2** | **コホート研究** |
| 推奨 | 挿管拒否<br>緩和手段としての終末期使用<br>COPD，心不全の抜管失敗予防<br>COPD の市中肺炎<br>術後呼吸不全の治療と予防<br>喘息における急性増悪予防 |
| 要注意 | 重症市中肺炎<br>抜管失敗予防 |
| **レベル 3** | **症例比較研究** |
| 推奨 | 神経筋疾患，亀背側彎症<br>上気道の部分的閉塞<br>胸部外傷<br>喘息の急性呼吸不全 |
| 要注意 | SARS |
| **レベル 4** | **症例報告** |
| 推奨 | 75 歳以上の高齢者<br>嚢胞性線維症<br>肥満低換気 |
| 要注意 | IPF |

［日本呼吸器学会 NPPV ガイドライン作成委員会（編）：NPPV（非侵襲的陽圧換気療法）ガイドライン，改訂第 2 版．p17，2015，南江堂より許諾を得て転載］

ることはできますが，胸腔ドレーンの挿入が必要となります．それから，禁忌であっても DNI（do not intubate），つまり「挿管下人工呼吸を行わないでください」という意思表明のある場合には，NPPV を用いることがあります．

## NPPV の換気条件の設定

　導入時の目安としては，COPD の急性増悪など $PaCO_2$ の上昇を伴う II 型呼吸不全に対しては bilevel PAP の S/T モード，EPAP 4〜5 $cmH_2O$，IPAP 8 $cmH_2O$ 程度が初期設定で用いられます．慢性期では EPAP 4 $cmH_2O$，IPAP 6〜8 $cmH_2O$ 程度から始められることが多いです．心原性肺水腫などの I 型呼吸不全に対しては CPAP モード（CPAP＝4 $cmH_2O$ 程度）が使用されます．$FIO_2$ は $SpO_2$ や

181

表 25-2　NPPV が禁忌とされる病態

**絶対禁忌**

・呼吸停止
・マスクの装着不可(顔面の外傷, 鼻咽喉の解剖学的異常など)

**相対禁忌**

・循環動態不安定(低血圧, 不整脈, 心筋梗塞, 大量の消化管出血など)
・昏睡(意識障害), 興奮状態, 治療に非協力的
・誤嚥のリスク
・嚥下機能障害
・粘稠または多量の分泌物
・多臓器障害
・最近の上気道(顔面含む)・食道・胃の手術後

［日本呼吸器学会 NPPV ガイドライン作成委員会(編)：NPPV(非侵襲的陽圧換気療法)ガイドライン, 改訂第 2 版. p37, 2015, 南江堂より許諾を得て転載］

$PaO_2$ をみながら調節します.

　その後, COPD の急性増悪などでは, 患者の呼吸困難などの自覚症状, 呼吸補助筋の使用の程度, バイタルサイン, 血液ガス所見を定期的に確認しながら, IPAP の設定は EPAP＋5〜10 $cmH_2O$ 程度に変更していきます. EPAP の設定は基本的に 4〜5 $cmH_2O$ のままで問題ありませんが, 酸素化が不十分な場合には PEEP 効果を期待して上げることがあります. PEEP は呼気時にも圧をかけ続けることによって, 肺胞を開いて酸素を血液に到達させるわけです. 心原性肺水腫などでは, CPAP 5〜10 $cmH_2O$ の設定とします.

## NPPV の中止

　NPPV 導入直後から約 1 時間以内に何らかの改善徴候が観察されると, NPPV が成功する場合が多くなります. しかし, 重症呼吸不全では NPPV の導入が困難なことが多くなり, NPPV を開始して 2 時間経過しても, pH, 呼吸数, P/F 比などに改善がみられない場合や, むしろ悪化するといった場合は NPPV の失敗と判断されます[1]. 失敗と判断された場合には, 挿管下人工呼吸への移行を判断する必要があります. タイミングの遅延は予後の悪化を招く可能性があります.

## 文献

1) Nava S, Hill N：Non-invasive ventilation in acute respiratory failure. Lancet 374：250-259, 2009

2) 日本呼吸器学会 NPPV ガイドライン作成委員会（編）：NPPV（非侵襲的陽圧換気療法）ガイドライン，改訂第2版. pp19-20, 南江堂, 2015

# Question 26

身長 162 cm，ARDS の男性患者です．人工呼吸器が開始されました．下記のデータより，どのような呼吸理学療法を施行したらよいでしょうか？ また，人工呼吸器の設定は適切でしょうか？

A/C（assist/control：補助/調節換気），量規定換気（volume controlled ventilation：VCV），$F_IO_2$ 100%，$V_T$（1 回換気量）350 mL，F（呼吸数）20 回/分，PEEP 10 cm$H_2$O の設定での血液ガスは，pH 7.30，$PaCO_2$ 55 Torr，$HCO_3^-$ 25 mEq/L，$PaO_2$ 125 Torr

**ビギナー PT**

こりゃダメだ，さっぱりわかりません（涙）．呼吸理学療法はともかく，人工呼吸器のほうは略語だらけで，考える気にもなりません．

**エキスパート PT**

拒絶ですか…ちょっとしたアレルギー反応ですね．ここはじっくり行きましょうかね．まずは人工呼吸器についてですが，わかる用語とわからない用語を整理してみましょうか？

**ビギナー PT**

これまで勉強してきた $F_IO_2$ と $V_T$（1 回換気量），F（呼吸数），それと PEEP はまあわかります．A/C，VCV については，なんかごちゃごちゃしちゃって，整理がついていないんです．

**エキスパート PT**

なるほど．確かに人工呼吸器の換気モードにはたくさんの種類がありますからね．しかも国際的に統一された用語がないので，混乱を招く原因にもなっています．しかし責任ある呼吸理学療法ができるようになるためにも，ここはしっかりと勉強しましょう！

**ビギナー PT**

はい…．ではまず…A/C とか VCV から教えていただけますか？

**エキスパートPT**

人工呼吸を開始するときには換気様式（換気モード）を決定する必要があります．換気モードを理解するために，ざっくりと器械換気と自発呼吸の2つに分けて考えてみたいと思います．器械換気は呼吸サイクルにおいて基本的に人工呼吸器が呼吸を決めるものとします．自発呼吸はすべての呼吸サイクルで息の吸い始めから終わりまでを患者さんが決めるものというようにします．

**ビギナーPT**

つまり，換気モードを器械換気と自発呼吸のみの2つに分けたわけですね．

**エキスパートPT**

そうです．まず，設問にあるA/C（assist/control：補助/調節換気）ですが，設定した呼吸数よりも自発呼吸の回数が少ない場合は設定回数分の器械換気を行い，設定回数よりも自発呼吸が多い場合にはその回数を上回ったぶんも自発呼吸に合わせてすべて器械換気が行います．つまり，例えば設定回数が15回/分のときには，自発呼吸が10回/分であっても15回/分の器械換気が行われ，自発呼吸が20回/分であればそのタイミングにあわせて20回/分の器械換気が行われることになります．

**ビギナーPT**

なるほど．A/Cは器械換気＋自発呼吸だけれど，結局のところすべて器械換気が行うわけですね．

**エキスパートPT**

そうですね．注意しなければいけないのは，A/Cはすべて器械換気で保証しているけれども，患者さんの呼吸に同期しているという点です．このほかにも自発呼吸がある場合には，同期式間欠的強制換気（SIMV）なども使用されます．SIMVは器械換気に自発呼吸が混じったモードです．これも呼吸数を例えば15回/分に設定したとすると，自発呼吸が10回/分であってもA/Cと同様に15回/分を器械換気が行ってくれます．A/Cと違うのは設定回数よりも自発呼吸が上回った場合で，例えば自発呼吸が20回/分であれば，15回/分は器械換気が行ってくれますが，15回/分を超えた5回/分は自発呼吸にな

ります．

**ビギナーPT**
　SIMVも器械換気＋自発呼吸ということではA/Cと似ていますが，SIMVは自発呼吸のみのパターンも混じっているという点で異なるのですね．

**エキスパートPT**
　そのとおり☆　それから，自発呼吸がないか，または自発呼吸を消したい場合には，調節換気（CMV）が選択されます．CMVは強制換気を規則正しく繰り返す換気モードで，分時換気量は器械で設定したV$_T$×Fとなりますので，患者さんの呼吸状態はすべて設定する人が直接決めることになります．

**ビギナーPT**
　なるほど．CMVは器械換気のみということですね．

**エキスパートPT**
　では，次にVCVについてです．これはどこかで聞いたことはありませんか？

**ビギナーPT**
　あっ！　そういえば…思い出しました！　Volume controlled ventilationですので，量規定換気です．これに対して，圧規定換気（PCV）があります．

**エキスパートPT**
　そうですね．1回換気量を設定するのがVCVです．これに対して，呼吸回路内の圧，これは気道内圧とほぼ同じですが，これを設定するのがPCVです．<u>VCVは1回換気量または分時換気量として設定された換気量が確実に送気されますが，PCVは気道抵抗，肺や胸郭のコンプライアンスによって換気量が変化する欠点があります．しかし，PVCはVCVと比較すると，低い気道内圧で酸素化や圧外傷の予防に効果的であるため，さまざまな病態で選択されています．</u>
　ということで，前置きが長くなってしまいましたが，アレルギーは少し消えたと思いますので，設問を考えてみましょうか？

**ビギナー PT**

はい．まず急性期の呼吸理学療法については，人工呼吸器からの早期離脱，早期離床，ADLの改善などが目標となります．そのためには，体位変換などによって新たな肺合併症を予防したり，体位ドレナージなどによって気道内分泌物の排出を促進したりします．

**エキスパート PT**

そんな感じですね．体位変換では一般的に左右の側臥位を1～2時間ごとに繰り返す方法が行われ，患側を上にした側臥位は一側肺傷害の酸素化を改善させ，体位ドレナージは無気肺や分泌物の貯留がある場合に有効とされています．また，ギャッチアップをして半座位をとらせることで，人工呼吸器関連肺炎の頻度を減らすことができます[1]．腹臥位はこれまでARDSの酸素化能を改善させるという報告が多くありましたが[2,3]，ランダム化比較試験（RCT）では一時的な効果であり，死亡率や在院日数などの予後に関する効果は示されなかったとされています[4]．しかし，仰臥位で治療を受ける患者さんは肺の背中側に無気肺を発生しやすいことがわかっており，背側肺病変が主体の場合では腹臥位は有効と考えられます．ただし，循環動態が不安定な場合や重症の不整脈がある場合は禁忌となるので，注意が必要です．

では，徒手的な排痰手技についてはどうでしょうか？

**ビギナー PT**

従来は排痰体位をとって，軽打法や振動法を行っていたようですが，現在ではこうした手技は行われず，分泌物貯留部位に相当する胸壁を呼気時に圧迫するスクイージングが用いられることが多いですよね．

**エキスパート PT**

そうですね．徒手的な軽打法は，疼痛や重症不整脈の合併症が高率に起こることが報告されているので[5]推奨されません．また，頭低位などの極端なドレナージ体位は人工呼吸中では現実的ではありません．日本では頭低位をとらない体位ドレナージに併用して行われるスクイージングが取り入れられています．ですが，Question 25でも少し触れましたが，換気モードが量規定換気（VCV）の場合には，換気量が決まっているので，なかなかうまくいきません．ですので，3呼

吸に1回のスクイージングを行うとか，換気モードを PVC に変更して行うなどの対応が必要となってきますね．

**ビギナー PT**
いずれにせよ，このような呼吸理学療法を行って，早期離床へとつなげることが大事になってくるわけですね．あっ！！じゃあ，人工呼吸器の設定のほうも VCV から PVC に変更ということですね．

**エキスパート PT**
人工呼吸器の設定のほうは，確かに ARDS は肺が硬くなる疾患で，部分的に肺コンプライアンスが異なるため VCV によって不均等換気が生じたり，PEEP を用いた VCV によって過剰加圧になったりすることもあるので，PCV のほうが優れているというのもあります．ただし，この設問のポイントはそこではありません．血液ガス所見の結果から人工呼吸器の設定を考えてみましょうか？

**ビギナー PT**
う〜ん…換気モードについては先ほどの説明で理解できたのですが…．そもそも人工呼吸器の設定はわれわれが行ってはいけないし…．

**エキスパート PT**
まあ，そのとおりです．でも知識としては知っておかなければいけませんよ．考えてみましょう．まず，血液ガスの結果ですが，どうでしょうか？

**ビギナー PT**
換気は，pH と $PaCO_2$ でみるので，pH は 7.30 と低く，$PaCO_2$ は 55 Torr と高いので，よい状態ではありませんね．$HCO_3^-$ は 25 mEq/L と正常範囲なのでまだ代償されていません．酸素化のほうは，$PaO_2$ は 125 Torr といい数値ですが $FiO_2$ 100％なので，P/F 比でみると，125/1.0＝125 ですね．中等症の ARDS っていうところでしょうか（Question 19）．

**エキスパート PT**
ガス交換を換気と酸素化に分けて評価しているところがいいですね☆ 同じように人工呼吸器の設定も換気と酸素化に分けて考えるといいですよ．では，まず換気から考えてみましょう．このケースでは pH が低く，$PaCO_2$ は高いですよね．さて，どうでしょうか？

**ビギナー PT**
　換気，つまり $PaCO_2$ を決めるのは，$V_T$（1 回換気量）と F（呼吸数）の設定ですね．ですので，$V_T$ を増やして F を減らせばいいですね？（Question 8）

**エキスパート PT**
　ここは，もう少し考えましょうか．
　ARDS のように肺が硬い場合の 1 回換気量は 6 mL/kg と小さめの設定とすることになっています．またこの時の体重は実体重ではなく，理想体重を用いますよ．

**ビギナー PT**
　ということは，身長 162 cm の男性の理想体重を 58〜59 kg とすると，$V_T$ はいじることができませんね．となると，F を増やせばいいことになりますか？

**エキスパート PT**
　そうなりますね．1 回換気量は 6 mL/kg と動かすことができないので，換気は呼吸数で調整します．呼吸数を増やすと換気が増えて $PaCO_2$ は下がります．ARDS の場合の人工呼吸器の設定は，1 回換気量は小さめで，呼吸数はやや多めにというのが一般的ですよ．さて次は酸素化のほうですが，いかがでしょうか？

**ビギナー PT**
　酸素化を決めるのは，$FiO_2$ と PEEP の設定だと思います．

**エキスパート PT**
　そのとおり☆ $FiO_2$ に関しては，設定値を上げれば，肺胞に達する酸素が増えることになります．PEEP の効果については，簡単に説明すると，人工呼吸では吸気は陽圧がかかり肺胞は膨らみますが，呼気で陽圧を 0 にすると重力のかかる背側の肺胞は虚脱してぺしゃんこに潰れてしまいますよね．ですので，<u>PEEP によって，ぺしゃんこになるのを防いで，呼吸に関与する肺胞を増やして $PaO_2$ を改善するわけ</u>です．
　ということで，$FiO_2$ 100％，PEEP 10 cmH₂O の設定についてはどうでしょうか？

**ビギナー PT**

　PaO₂ は 125 Torr と高値なので，FiO₂ や PEEP を下げればいいことになりますね．FiO₂ 100％については Question 24 のところで勉強しましたが，長期間の高濃度の酸素投与は控えるべきですよね．可能な限り低く設定するというか，60％以下が望ましいとされていたと思います．PEEP については，下げていいのかちょっとわかりません…．

**エキスパート PT**

　そうですね．いいですよ．FiO₂ は少し下げられそうですね．PEEP については，一般的には最低でも 4～5 cmH₂O はかけておくものですが，ARDS の場合には肺胞を開いて肺コンプライアンスを改善させるため，高めに設定します[6]．場合によっては 20 cmH₂O くらいまでは許容範囲といわれています．まあ，ですからこの患者さんの場合は，PEEP 10 cmH₂O のままでいいと思いますよ．ということで，人工呼吸器の設定は，どのようにしたらいいと思いますか？

**ビギナー PT**

　換気のほうは呼吸数を上げて，酸素化のほうではできるだけ FiO₂ 0.6 を目標にして少しずつ下げていく感じでいかがでしょうか？

**エキスパート PT**

　よいでしょう☆　ただし，FiO₂ は SpO₂ で 90～95％程度，PaO₂ では 60～80 Torr 程度になるように調整していくことが必要となります．

---

**正解**　体位変換などによる新たな肺合併症を予防し，早期離床へとつなげる呼吸理学療法が必要である．人工呼吸器の設定では，換気は呼吸数を上げて，酸素化では FiO₂ 0.6 を目標にして少しずつ下げていくように変更したほうがよいと考えられる．

## 解説

### 人工呼吸の適応

#### 急性呼吸不全の適応基準

　人工呼吸開始の決定は，病態によって異なりますが，慢性呼吸不全を除いた一般的な適応基準を表26-1に示します[7]．血液分析では $PaO_2$ 30 Torr 以下，$PaCO_2$ 70～90 Torr 以上，pH が 7.10 以下は生命危機の限界を示す目安になっていますが，一般的にはこの時点まで人工呼吸の実施を待つことはありません．適応を拡大して比較的早期から人工呼吸器は開始されます．呼吸が停止している場合にはもちろんただちに人工呼吸器を開始しなければなりませんが，急性呼吸不全における人工呼吸器開始の決定は $PaCO_2$ 値によって判断され，慢性呼吸不全例を除いて，60 Torr 以上になると人工呼吸器が適応されます．

　なお，慢性呼吸不全の場合では，$PaCO_2$ よりも pH 値が指標とされます．これは慢性呼吸不全の患者さんは普段から $PaCO_2$ 値が高く維持されているだけでなく，高二酸化炭素血症に対する耐容性も健常人より高いことによります．また，酸素化能が悪化して，$FiO_2$ を 60% にしても $PaO_2$ が 60 Torr 以上にならない場合も積極的に酸素療法を施行すべきとされています．

表26-1　急性呼吸不全における人工呼吸の適応

| パラメータ | 適応 |
| --- | --- |
| 換気力 | |
| 　呼吸数(回/分) | <5 または >35 |
| 　1回換気量(mL/kg) | <3 |
| 　肺活量(mL/kg) | <10 |
| 　最大吸気圧($cmH_2O$) | <20 |
| 酸素化能 | |
| 　$PaO_2$(Torr) | <60($FiO_2$ 0.6) |
| 　$A-aDO_2$(Torr) | >350($FiO_2$ 1.0) |
| 換気効率 | |
| 　$PaCO_2$(Torr) | >60 |
| 　$V_D/V_T$ | >0.6 |

［3学会合同呼吸療法認定士認定委員会編集委員会：第20回3学会合同呼吸療法認定士認定講習会テキスト，2015 より引用］

### 慢性呼吸不全の適応基準

慢性呼吸不全例の場合の人工呼吸器の適応基準には，高二酸化炭素血症に加えて，①意識障害，②呼吸数の異常（6回/分以下または40回/分以上），③ pH≦7.20，④強い低酸素血症（PaO₂≦45 Torr），⑤呼吸筋の疲労を示唆する明らかな腹部と胸部のシーソー様呼吸の存在，⑥去痰不能などがあります[7]．

## 人工呼吸器の初期設定

人工呼吸器の初期設定について，米国集中治療医学会の Fundamental Critical Care Support（FCCS）で用いられている人工呼吸器初期設定のガイドラインが一部改変されたものを，以下に紹介します[8]．

①換気モード：慣れたモードを用いる／通常，SIMV もしくは A/C
②$FIO_2$：100％から開始／$SpO_2$ 92〜94％を目標に速やかに濃度を下げる
③$V_T$：8〜10 mL/kg／プラトー圧 30 cmH₂O 以上では，$V_T$ を 6 mL/kg まで下げる
④F：10〜12 回/分で開始
⑤PEEP：3〜5 cmH₂O で開始／PEEP/$FIO_2$ 関連表（表 26-2）を参考に調節していく
⑥PS（プレッシャーサポート）：5〜10 cmH₂O で開始／$V_T$ が 6〜10 mL/kg になるように調整する

ARDS の場合の初期設定では，肺に傷がつかないようにするため病態による制限があります．1回換気量は 6 mL/kg とし，プラトー圧（吸気終末の肺胞内圧のことで，肺胞を膨らませる圧＋PEEP となる）が 30 cmH₂O を超えないようにします．特に VCV では注意が必要です．この設定によって死亡率が低下す

**表 26-2　PEEP/$FIO_2$ 関連表**

| $FIO_2$ | 推奨 PEEP（cmH₂O） |
| --- | --- |
| 0.3 | 5 |
| 0.4 | 5〜8 |
| 0.5 | 8〜10 |
| 0.6 | 10 |
| 0.7 | 10〜14 |
| 0.8 | 14 |
| 0.9 | 14〜18 |
| 1.0 | 18〜24 |

［古川力丸：設定項目（初期設定）/気道内圧のあれこれ．呼吸器ケア 14：308-311，2016 より引用］

ることが示されています[9]. 呼吸数は PCV でも VCV でも 10〜30 回/分とします[7].

## Permissive hypercapnia

$PaCO_2$ と pH の正常値は，それぞれ 40 Torr と 7.35〜7.45 ですが，この数値をできるだけ保つように，人工呼吸器を設定するのは困難です．肺に傷がつかないように保護するためには，先に述べたように 1 回換気量やプラトー圧を一定以下に保つ必要があるからです．しかし，これらの換気量の制限は $CO_2$ の貯留につながります．このような場合，$CO_2$ を無理して正常に近づける設定よりも，$CO_2$ が上昇するのを容認するという考え方が permissive hypercapnia です．

ARDS など I 型呼吸不全の人工呼吸管理では，多少 $CO_2$ が貯留しても多くの場合 pH に影響が出るほどではないので，pH に異常がない限り，高二酸化炭素血症を許容します．つまり，換気は $CO_2$ ではなく pH を目安にするわけです．一般には pH 7.2 くらいまでは安全とされています．ただし，頭蓋内圧亢進の症状や重度の肺高血圧がある場合は，高二酸化炭素血症によって状態がさらに悪化する可能性があるので，permissive hypercapnia は行うことができません．

### 文献

1) Drakulovic MB, et al：Supine body position as a risk factor for nosocomial pneumonia in mechanically ventilated patients：a randomised trial. Lancet 354：1851-1858, 1999

2) Langer M, et al：The prone position in ARDS patients. A clinical study. Chest 94：103-107, 1988

3) Chatte G, et al：Prone position in mechanically ventilated patients with severe acute respiratory failure. Am J Respir Crit Care Med 155：473-478, 1997

4) Gattinoni L, et al：Effect of prone positioning on the survival of patients with acute respiratory failure. N Engl J Med 345：568-573, 2001

5) Hammon WE, et al：Cardiac arrhythmias during postural drainage and chest percussion of critically ill patients. Chest 102：1836-1841, 1992

6) Brower RG, et al：Higher versus lower positive end-expiratory pressures in patients with the acute respiratory distress syndrome. N Engl J Med 351：327-336, 2004

7) 3 学会合同呼吸療法認定士認定委員会編集委員会：第 20 回 3 学会合同呼吸療法認定士認定講習会テキスト．2015

8) 古川力丸：設定項目（初期設定）/気道内圧のあれこれ．呼吸器ケア 14：308-311, 2016

9) The Acute Respiratory Distress Syndrome Network : Ventilation with lower tidal volumes as compared with traditional tidal volumes for acute lung injury and the acute respiratory distress syndrome. N Engl J Med 342 : 1301-1308, 2000

# Question 27

ICUにて人工呼吸管理中の患者さんです．病状が落ち着いてきており，そろそろ人工呼吸器からのウィーニング（離脱）を考えています．換気モードは，プレッシャーサポート換気（pressure support ventilation：PSV）です．ウィーニングのためには，どのようなアプローチをしたらよいでしょうか？

**ビギナー PT**
　また，用語からで申し訳ないのですが，ちょっと自信がないのが出てきました．PSVっていうのがちょっと…．圧支持？ですか？

**エキスパート PT**
　PSVは，自発呼吸を一定の気道内圧で補助するモードで，CPAPやSIMVの自発呼吸において作動します．PSVは，患者さんが息を吸うのにあわせて，気道の圧が一定になるようにガスを送り込んで，患者さんの呼吸を補助するんです．患者さんが息を吸おうとする力の一部を人工呼吸が手助けしているわけですね．だから，患者さんは呼吸するのが楽なんですよ．

**ビギナー PT**
　でも，一定の圧でガスを送り込んでいるわけですから，呼気時には抵抗があるのではないでしょうか？

**エキスパート PT**
　いやいや，われわれが呼吸するときは，吸気の終わりのほうで息の吸い方が弱くなるのですが，PSVは息を吸う最後の吸気流量の低下を感知してガスを送るのをやめるんです．つまり，<u>PSVは吸気の開始と呼気の開始の両方で患者さんのタイミングにあわせているんです</u>ね．患者さんがゆっくりと長く息をしたとき，速くて短く息をしたときなど，いろいろな呼吸パターンにあわせた補助ができるということです．

**ビギナー PT**
　呼吸が楽になる…いい感じですね．だったら，ウィーニングのときではなく，最初から使えばいいんじゃないですか？

**エキスパート PT**

そうはいきませんよ．PSV は自発呼吸がしっかりしている患者さんに使用するモードですからね．CPAP と PSV は，どちらも自発呼吸で成り立つモードで，この設問のようにウィーニング中の患者さんに使用されます．

Question 26 のモードも含めてこれまでのところをちょっと図 27-1 に整理しておきますね．図 27-1 をみてわかるように人工呼吸器のモードは器械換気と自発呼吸の割合によって決まりますよ[1]．

**ビギナー PT**

なるほど☆ ごちゃごちゃしていた人工呼吸器の換気モードですが，だいぶ整理がつきました．

**エキスパート PT**

また，前置きが少し長くなってしまいました（笑）．本題のウィーニングですが，どのようなアプローチをしたらいいでしょうかね？

**ビギナー PT**

最近，ABCDE バンドルっていうのをよく耳にしますが，これって関係ありますか？

**エキスパート PT**

おおっ！ いいですね☆ 関係あるどころか，近年は ABCDE バンドルを軸とした多面的なアプローチによってウィーニング期間の短縮化に取り組むことが重要とされていますよ．ICU で長期に治療を必要とされる患者さんのなかには，せん妄（ICU-AD），筋力低下（ICU-

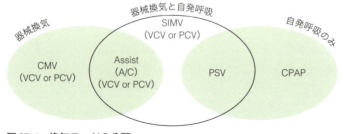

**図 27-1 換気モードの分類**
[垣花泰之：プレッシャーサポート換気（PSV：ピーエスヴィ）ってなんですか？ 岡本和文（編）：人工呼吸器とケア Q & A―基本用語からトラブル対策まで，第 3 版，p97，総合医学社，2017 より引用]

AW）などが併発し，ICU を退室してもこのような状態が長期にわたって継続する post intensive care syndrome（PICS）が問題となることがあります．このような ICU における医原性合併症が併発するリスクを軽減して，人工呼吸器からの早期離脱を促し，予後を改善する目的で推奨されているのが，ABCDE バンドルです．ABCDE バンドルの具体的な内容については知っていますか？

**ビギナー PT**

A は Awakening（日中に覚醒を促す），B は Breathing（自発呼吸トライアル），C は Coordination, Choice（適切な鎮痛薬・鎮静薬の調整，選択），D は Delirium monitoring and management（せん妄のモニタリング），そして E は Early mobility and exercise（早期離床と運動）を早期から行う，ということを組み合わせた束（バンドル）で治療・管理を実施するものです．特に E は私たちの専門とするところです！

**エキスパート PT**

いいですね！ この ABCDE バンドルにおいて，特に E の早期離床と運動といった積極的なモビライゼーションは，ICU-AD や ICU-AW の予防・改善はもちろん，ウィーニングや抜管の促進，ADL 低下予防や改善などにも寄与するため，非常に重要な位置づけにありますよ．ですので，われわれ理学療法士の果たす役割は大きく，医師，看護師，臨床工学技士，薬剤師などと多職種のチームによって協力して取り組んでいくことが必要になります．

**ビギナー PT**

わかりました☆ ところで，実際のウィーニングはどのように進められていくのでしょうか？

**エキスパート PT**

では，ウィーニングで効果的な自発呼吸トライアル（SBT）について，具体的に考えてみましょうか．

**ビギナー PT**

どうやって自発呼吸をさせるんですか？ 人工呼吸器が装着されていますし，抜管はできませんよね．

**エキスパートPT**

　抜管はしませんよ．抜管が失敗した際の再挿管は肺炎感染や死亡率のリスクが高くなります．

　さて，SBT，大きく2つの方法があります．人工呼吸器を装着したままで設定をできるだけ自発呼吸のみの状態に切り替える方法と，気管チューブはそのままとして人工呼吸器を実際に外してみる方法です．これらの方法によって自発呼吸ができるかどうかを確認します．

**ビギナーPT**

　なるほど…人工呼吸器を装着したままで自発呼吸のみの設定にするのはなんとなく理解できますが，実際に人工呼吸器を外した場合の酸素投与はどうするんですか？

**エキスパートPT**

　Tチューブを使います．図27-2のように加湿した酸素＋空気をTチューブに流し，このTチューブを気管チューブに接続します．これによって患者さんはTチューブに流れる酸素を吸えるわけです．また，酸素流量が足りない場合には，流れ出ていくほう（患者の呼出口）にあるチューブ側からも酸素を吸えるので，Tチューブはリザーバーの役割もしていることになります．

**ビギナーPT**

　へぇ〜，なんかおもしろいですね．では，人工呼吸器を装着したままでのSBTですが，設定を変えて自発呼吸の状態に近づけるわけですよね．

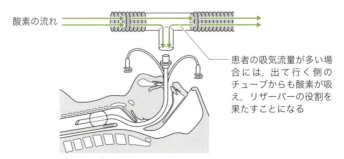

図27-2　TチューブによるSBT

**エキスパートPT**

もちろん,そうです.人工呼吸器を必要最低限の設定にして自発呼吸ができるかどうかを確認します.

**ビギナーPT**

でも,必要最低限の設定といってもどの程度なんでしょうか? 気管チューブを介して息を吸うわけですから,それなりの抵抗はありますよね.この抵抗を補うぶんということですか?

**エキスパートPT**

そうですね.気管チューブの抵抗はもちろん,デマンドバルブ(デマンド=要求するという意味.患者の吸気努力によって回路内圧が低下すると開く弁で,この弁が開くと吸気が供給される)の反応の遅れ,加湿器の抵抗などもあり,本来の自発呼吸よりも余計な呼吸仕事量が患者さんに負荷されますね.これらを代償する程度の設定ということにはなるんでしょうが,あまりはっきりしていないようです.

**ビギナーPT**

そうなんですか….では,だいたいの設定というか,目安を教えていただけますか?

**エキスパートPT**

気管抵抗を代償するPSVレベルは,気管チューブ径や流速などによって異なるとはいわれています.気管切開であれば気管チューブよりも低い3〜4 cmH$_2$Oでも十分とされてはいますが,臨床ではすべてPSVは5 cmH$_2$O程度として問題ないようです[2].CPAPも5 cmH$_2$Oが用いられることが多いようですよ.

ただし,必要最低限といっても,自発呼吸ができるかどうかを確かめるわけなので,純粋にCPAP 5 cmH$_2$Oだけとしているところもあります.また,先ほど気管チューブの抵抗のことを話しましたが,実はこれについても根拠がはっきりしているわけではないんです.ということで,やはり最低限の設定に関しては意見が一致していないのが現状です.

**ビギナーPT**

そうですか.でも,必要最低限の設定のだいたいのところは理解できました.ところで,SBTはどの程度の時間,行えばいいのでしょう

か？また，うまくいかなかったときには複数回チャレンジしたほうがいいのでしょうか？

**エキスパート PT**

ガイドラインでは，自発呼吸が 30〜120 分できるかどうかを基準としています[3]．SBT が成功したら，挿管チューブの抜管が検討されることになります．また，SBT は 1 日に何度も行う必要性はありません．繰り返し行うことで離脱が早くなるという根拠はないので，SBT に耐え切れなかった場合には，その日は休ませて，十分なサポートの人工呼吸管理に戻してまた翌日に再評価するようにしますよ．

**ビギナー PT**

そうですか．そうなると，あらかじめ，SBT の成否が予測できるような指標があるといいですね．何かありますか？

**エキスパート PT**

SBT の成否を予測する指標の 1 つとして，Rapid Shallow Breathing Index (RSBI) が使われています．RSBI は 1 分間の呼吸数÷1 回換気量(L)で計算し，105 を基準とする評価法です．RSBI<105 はウィーニングの成功を，RSBI≧105 は失敗を予測することができます[4]．

例えば，呼吸数 15 回/分，1 回換気量 0.5 L の場合では，RSBI＝15÷0.5＝30 ですので，SBT 成功の可能性は高くなり，呼吸数 30 回/分，1 回換気量 0.2 L の場合では，RSBI＝30÷0.2＝150 なので，SBT 成功の可能性は低くなります．つまり，浅くて速い呼吸ほど RSBI が高くなり，失敗する可能性が高くなるということですね．この RSBI は人工呼吸器装着中の段階で，SBT 施行前や施行中に評価します（ウィーニングの開始基準や中止基準については，解説を参照してください）．

> **正解** ABCDE バンドルを軸とした多面的なアプローチによってウィーニング期間の短縮化に取り組むことが重要である．

# 解説

## ABCDE バンドルの進め方

図 27-3 に ABCDE バンドルの大まかな進め方を示しました．まず，鎮静とせん妄の評価を行い，鎮静薬の中断または減量を行って患者さんに自発覚醒トライアル(SAT)を行います．患者さんが覚醒したら，次に SBT を行います．なお，SAT と SBT を併用すると，認知機能悪化の予防，入院期間の短縮，1 年後の生命予後の改善がみられるとされ，SAT と SBT をそれぞれ単独で行うよりも効果的とされています[5]．SAT と SBT がクリアしたら抜管を考慮しますが，これらが失敗したら鎮静薬を減量して再開します．この間，運動療法を中心に理学療法は継続して行います．これらの ABCDE バンドルは，医師，看護師，理学療法士などの医療チームで協働して実践することによって，高い効果が得られると考えられます．

## ウィーニングの開始基準

ウィーニングの開始には，人工呼吸管理の原因となった病態が改善していることが必須で，原疾患の改善が前提となります．そして，酸素化が十分である，循環動態が安定している，吸気努力が十分である，呼吸パターンの異常を

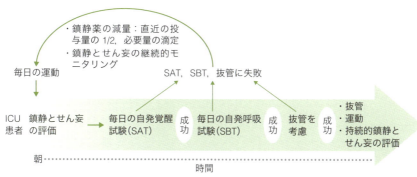

図 27-3　ABCDE バンドルの進め方
[Vasilevskis EE, et al：Reducing iatrogenic risks：ICU-acquired delirium and weakness-crossing the quality chasm. Chest 138：1224-1233, 2010 より引用]

表 27-1　ウィーニングの開始基準

| 客観的な測定 |
| --- |
| 十分な酸素化 |
| 　$PaO_2 > 60$ Torr（$FIO_2 \leq 0.4$；$PEEP \leq 5 \sim 10$ cmH$_2$O の条件下） |
| 　$PaO_2/FIO_2 \geq 150 \sim 300$ |
| 安定した循環動態 |
| 　50 回/分 $\leq HR \leq 140$ 回/分 |
| 　安定した血圧；未使用または最低量の昇圧薬 |
| 発熱なし |
| 　体温 38℃以下 |
| 重篤な呼吸性アシドーシスがない |
| 十分なヘモグロビン |
| 　$Hb \geq 8 \sim 10$ g/dL |
| 適切な精神機能：覚醒状態，$GCS \geq 13$，鎮静薬の連続投与なし |
| 安定した代謝状態：許容できる電解質バランス |
| **主観的な評価** |
| 疾患の急性期からの回復：離脱が可能と医師が判断している |
| 十分な咳嗽が可能 |

［MacIntyre NR, et al：Evidence-based guidelines for weaning and discontinuing ventilatory support：a collective task force facilitated by the American College of Chest Physicians; the American Association for Respiratory Care；and the American College of Critical Care Medicine. Chest 120：375S-395S, 2001 より引用］

認めない，などといったことが条件として挙げられます．**表27-1** は，ガイドライン[3]から引用した内容ですが，これらすべてを満たすことが絶対的な開始基準とはなりません．個々の患者さんの全身状態を勘案して総合的に判断し，無駄に時間を費やすことなく，早期にウィーニングを成功させることが重要です．

## ウィーニングの中止基準

　ウィーニングした症例の約 8 割は初回の SBT で成功することが示されていますが，SBT に耐えることができるかどうかは，臨床所見，ガス交換能，呼吸パターン，循環動態などによって判断されます[6]．そういう意味では，ウィーニングというよりも，むしろ SBT の中止基準と表現したほうが適切なのかもしれませんが，ウィーニング中であっても SBT 中であっても**表27-2** に示す所見が確認されたら中止となります．ウィーニングを進めることが不可能と判断された場合は，速やかに人工呼吸に戻して患者さんを休息させ，失敗した原因を改善して 24 時間後に SBT を行い再評価します．

## 表 27-2　ウィーニングの中止基準

| 臨床所見 |
| --- |
| 不穏，興奮，不安感増大 |
| 意識レベルの低下 |
| 著明な発汗 |
| チアノーゼの出現 |
| 努力様呼吸（呼吸補助筋の緊張，苦悶様顔貌，呼吸困難など） |

| 客観的指標 |
| --- |
| $F_IO_2 \geqq 0.5$ で $PaO_2 \leqq 50 \sim 60$ Torr または $SaO_2 < 90\%$ |
| $PaCO_2 > 50$ Torr または 8 Torr を超える増加 |
| pH<7.32 または 0.07 以上の低下 |
| RSBI>105 |
| 呼吸数>35 回/分または 50%以上の増加 |
| 脈拍数>140 回/分または 20%以上の増加 |
| 収縮期血圧>180 mmHg または 20%以上の増加 |
| 収縮期血圧<90 mmHg |
| 不整脈の発生 |

〔Boles JM：Weaning from mechanical ventilation. Eur Respir J 29：1033-1056, 2007 より引用〕

### 文献

1) 垣花泰之：プレッシャーサポート換気（PSV：ピーエスヴィ）ってなんですか？　岡本和文（編）：人工呼吸器とケア Q & A―基本用語からトラブル対策まで，第 3 版，p97，総合医学社，2017

2) Tokioka H, et al：Effect of pressure support ventilation on breathing patterns and respiratory work. Intensive Care Med 15：491-494, 1989

3) MacIntyre NR, et al：Evidence-based guidelines for weaning and discontinuing ventilatory support：a collective task force facilitated by the American College of Chest Physicians；the American Association for Respiratory Care；and the American College of Critical Care Medicine. Chest 120：375S-395S, 2001

4) Yang KL, Tobin MJ：A prospective study of indexes predicting the outcome of trials of weaning from mechanical ventilation. N Engl J Med 324：1445-1450, 1991

5) Vasilevskis EE, et al：Reducing iatrogenic risks：ICU-acquired delirium and weakness-crossing the quality chasm. Chest 138：1224-1233, 2010

6) Boles JM, et al：Weaning from mechanical ventilation. Eur Respir J 29：1033-1056, 2007

# Question 28

重度のCOPDの患者さんです．呼吸困難軽減の目的で横隔膜呼吸を指導していますが，かえって呼吸困難の訴えが強くなり，うまくいきません．どうすればよいでしょうか？また，呼吸困難軽減のためのコンディショニングには，ほかにどのような方法があるでしょうか？

**エキスパートPT**
　横隔膜呼吸は，換気効率が悪い呼吸パターンを是正して，呼吸に要するエネルギーを最小限にとどめ，有効な肺胞換気量を保つために有効で，一般的にほとんどの疾患に適応があるとされています．さて，この設問はいかがでしょうか？

**ビギナーPT**
　横隔膜呼吸はコンディショニングとしても欠かせない種目と重要視されているので，しっかりと習得できるまで何度も丁寧に指導することが必要と考えます．正しく習得できないので，呼吸困難が軽減しないのだと思います．

　実際のやり方としては，まず，患者さんにファーラー位かセミファーラー位をとってもらいます．そして上胸部と上腹部に手を置いてもらって，その手の上に術者の手を重ねて置き，「吸って，吸って」と声をかけながら，上胸部の動きを抑制して，吸気時に腹部を膨らませるように意識させ，上腹部に断続的な圧(bouncing)を加えながら横隔膜の動きを促通させます．またこの際にはパルスオキシメータを使用して酸素飽和度の変化を確認しながら行うと習得しやすいと思います．

**エキスパートPT**
　確かに，軽度な症例などではこのような指導方法でうまくいくと思います．しかし，重度のCOPDでは，横隔膜呼吸を指導してもうまくできない場合もあるので，本ケースのようにかえって呼吸困難が強くなるのであれば，無理に指導しないほうがいいですね．

**ビギナーPT**
　えっ!! 定番ともいえる横隔膜呼吸を指導しないんですか？

**エキスパートPT**
　そうです．適切な横隔膜呼吸の指導をしても，呼吸困難が増強したり，胸腹部の非協調的な動きが増強したり，酸素飽和度や換気効率などの生理学的指標が悪化したりするケースについては，横隔膜呼吸は適応となりません．

**ビギナーPT**
　そうなんですか….丁寧に説明して何度も練習すればできるようになると思うのですが….でも，なぜうまくできないのでしょうか？

**エキスパートPT**
　横隔膜が平低化しているとうまくできません．重度のCOPDでは横隔膜が平低化していることが多く，本ケースもその可能性が考えられます．正常な横隔膜呼吸は，ドーム状をした横隔膜の上下運動によって行われています．呼気時には弛緩してドーム状になって高位にある横隔膜ですが，収縮すると垂直方向に下降します．そうすると胸郭内は陰圧になって空気が流入するわけですね．横隔膜呼吸では，吸気時には腹部が膨隆しますが，これは横隔膜の収縮によって，腹部臓器が下方に圧迫された結果として生じます．しかし，既に横隔膜が引き下げられて平低化した状態にあるケースに対しては，吸気時にお腹を膨らまして横隔膜呼吸をするように指導してもうまくいかないんです．

**ビギナーPT**
　な～るほど！　わかりました．よく考えてみると確かにそうですね．

**エキスパートPT**
　理解できたようですね．では，横隔膜が平低化してしまうのはなぜでしょう？　考えてみましょうか．

**ビギナーPT**
　え～と，横隔膜が平低化するのは肺過膨張が起こるためです．COPDの特徴的な所見に呼気閉塞現象（check valve phenomenon）

がありますが，この現象は air trapping（空気のとらえこみ）を起こし，残気量や機能的残気量，そして全肺気量も増加させてしまい，肺が過膨張してしまいます．

**エキスパートPT**

　いいですね☆　そういうことです．COPD 患者さんでは呼気時に気道抵抗が増大し，また肺弾性収縮力が減少して，安静時においても air trapping が生じて肺が過膨張します．さらに，運動や労作によって呼吸が促迫すると，呼出が不十分となる傾向があります．こうしたいわゆる「吐き残し」の蓄積によって，運動や労作時には呼気終末肺気量が連続的に増大する現象を「動的過膨張」といいますが，この変化は，主要な吸気筋である横隔膜をますます低位に押し下げ平低化させます．そうすると横隔膜の運動は制限されることになりますよね．

　いずれにしても，押し下げられて平低化してしまった横隔膜を，吸気時にさらに下降させることは困難なわけです．このような状態で横隔膜呼吸を強要すれば，呼吸筋仕事量が増加して呼吸効率も低下し，かえって息切れが増強してしまいます．

**ビギナーPT**

　つまり，どんなケースでも呼吸練習ということで，まずは横隔膜呼吸の指導をしなければならない，というような考え方はよくないわけですね．

**エキスパートPT**

　そういうことです．うまくできないケースに対しては，横隔膜呼吸にこだわるのはやめておいたほうがいいでしょう．少なくとも，横隔膜呼吸がうまくできないから，呼吸困難が軽減しないといった考えはよろしくないですね．

**ビギナーPT**

　わかりました．では，このようなケースに対しての呼吸練習は口すぼめ呼吸だけを指導することでよいのでしょうか？

**エキスパートPT**

　口すぼめ呼吸だけ…といわれると，ちょっと抵抗がありますが，口すぼめは有効ですね．COPD 患者さんは無意識に行っている場合も多いです．いずれにせよ，<u>COPD に対する呼吸練習で大切なこと</u>

は，呼気に重点をおいて指導することです．ただし，呼気流速を速めた努力呼気は，気管支が虚脱して，呼出障害が生じるので不適切です．口をすぼめ呼吸でも，深くゆっくり呼出させることで，気道の虚脱を軽減させ，効率よい換気を行うことが可能となります．

**ビギナー PT**
　そうか…呼気に重点をおいて，ゆっくりですね．横隔膜呼吸の指導では，呼気よりも吸気時にお腹を膨らますことに意識が働いてしまいますが，これにも問題があるのかもしれませんね．

**エキスパート PT**
　私もそう思います．横隔膜呼吸を指導するとしても，お腹を膨らますことよりもまずは深くゆっくり吐かせることに意識を集中させたほうがいいですね．ケースによっては，安静呼気位を超えて息を吐かせる指導が効果的な場合もあります．通常の安静呼吸時よりも深く呼出させると，平低化している横隔膜は少し押し上げられ，ドームが形成される方向に働きます．そうすると，次の吸気では横隔膜の収縮が得られやすくなると考えられます．ただし，呼気時に力んで腹圧をかけてはいけません．<u>リラックスした状態でゆっくりと深い呼気を行ってもらい，最小限の努力で呼吸ができるように指導するようにします．</u>

**ビギナー PT**
　そういうことも考えられるわけですか．だから，口すぼめ呼吸だけでよいということに少し抵抗があったわけですね．理解が深まりました．いずれにしても，呼気にポイントを置いて，深くゆっくりとした呼吸パターンを指導することが大切ということですね．

**エキスパート PT**
　そういうことです☆　さて，呼吸困難軽減のためのコンディショニングには，ほかにどのような方法がありますかね？

**ビギナー PT**
　呼吸介助は呼吸困難軽減に有効だと思います．私も臨床でやらせてもらっています．

**エキスパート PT**
　確かに，呼吸介助は効果がありますね．呼吸介助は，「徒手的に胸郭運動を他動的に介助すること．患者の胸郭に手掌面を当てて，呼気

にあわせて胸郭を生理的な運動方向に合わせて圧迫し，次の吸気時には圧迫を解放することを繰り返すもの」と定義されていますが[1]，呼気終末に安静呼気位を越えて胸郭を圧迫するので，呼吸介助中はFRC（機能的残気量）が減少してIC（最大吸気量）が増えることになります．これが呼吸困難の軽減につながっていると考えられます．

**ビギナーPT**

え〜と…FRCが減少してICが増えて，呼吸困難が軽減する……？

**エキスパートPT**

ちょっと，息を多めに吸ってもらえますか？ つまり，いつも息を吸ったり吐いたりしている安静吸気位と安静呼気位のレベルをそのまま上げて，そこでふだんどおりの感じで呼吸してみてください．

**ビギナーPT**

息を吸って，その場所でいつもの1回換気量で呼吸するんですね．………なんか，アップアップした感じで苦しいです．

**エキスパートPT**

そうですよね．これがまあCOPD患者さんの呼吸状態に近いわけです．つまり，FRCが増えて，ICが減少してしまっているわけです（Question 6）．

**ビギナーPT**

なるほど．COPDは息をうまく吐けないから，肺に空気がたまって過膨張してしまっているので，呼吸介助によって，このたまった空気であるFRCを出して，息が吸えるところのICを増やしているんですね．そうすると，楽に呼吸ができるわけなんですね．

**エキスパートPT**

そういうことです．さて，呼吸困難に対してのコンディショニングですが，呼吸介助のほかはどうでしょうか？ まだ思いつくのはありますか？

**ビギナーPT**

え〜と，あとは，呼吸補助筋のマッサージや，ストレッチでしょうか．

**エキスパート PT**

　そうですね．横隔膜が吸気筋として十分に働くことができなくなると，ほかの吸気筋，つまり呼吸補助筋が動員されますが，これらの吸気補助筋は過緊張して，胸郭運動に関係なく持続的な張力が発生するので，呼吸困難の原因にもなります．ですので，呼吸補助筋に対してのマッサージや，ストレッチは意味がありますね．

　それから，本間生夫先生が考案した呼吸筋ストレッチ体操[2]は知っていますか？　これも呼吸困難の軽減に効果がありますよ．

**ビギナー PT**

　聞いたことがあります．確か「シクソ……何とか」っていうのですよね．これを応用した呼吸筋のストレッチ体操ですね．

**エキスパート PT**

　シクソトロピーです．シクソトロピーとは，ギリシャ語が語源で，(シクソ＝刺激を与える)と(トロピー＝変化する)から生まれ，物理化学現象を表しています．これを呼吸筋ストレッチ体操に応用しているんです．

　現在，呼吸困難の最も有力なメカニズムに「遠心性シグナルと求心性シグナルのミスマッチ説」があります[3] (Question 11)．呼吸器系に存在する感覚受容器からの求心性シグナル，つまり入力情報と呼吸中枢から換気筋への遠心性シグナル，つまり出力情報のミスマッチを呼吸困難として大脳が知覚しているというものですが，これをマッチした状態にするために硬くなった呼吸筋にストレッチによる刺激を与えて，柔らかく変化させるのが呼吸筋シクソトロピーなんです．

**ビギナー PT**

　なるほど．硬くなった呼吸筋をストレッチによって，柔らかく変化させるのが，シクソトロピーっていうことですか…，呼吸困難の軽減に具体的に結びつかないのですが……．

**エキスパート PT**

　シクソトロピーのすべてとはいきませんが，かいつまんで説明すると，通常の呼吸で大きく呼息した状態では吸息筋は伸展されますが，その状態で吸息筋の強い等尺性収縮を行わせて，その後安静呼吸に戻すと FRC が下がるんですよ[4]．ここにポイントがあるんです．

**ビギナー PT**

なんか，わかったような，わからないような…（汗）．

**エキスパート PT**

では，もう少し説明を加えますね．シクソトロピーコンディショニングは，実は，呼吸筋だけではなく全身の筋肉にも応用できるんですよ．というより，理学療法の世界では臨床ですでに応用されています．例えば，上腕二頭筋の短縮で肘の伸展ができない場合を考えてみてください．最大伸展位，つまり上腕二頭筋が伸ばされた状態で，強い等尺性収縮をさせて，その後に肘を伸展させると，上腕二頭筋は柔らかくなり，肘は伸展しやすくなりますよね．この現象と同じです．

**ビギナー PT**

なるほど．わかりやすいです．proprioceptive neuromuscular facilitation（PNF）の hold relax と同じ感じですね．え〜と，呼吸筋で考えると…，息を最大限に吐くと，吸気筋が伸ばされた状態になり，そこで吸気筋に等尺性の収縮をさせるわけですね．そうすると吸気筋は柔らかくなるということですね．

**エキスパート PT**

そうです．TLC が変わらずに FRC が減少すれば，IC が増えることになりますよね．これが呼吸困難の軽減に働くと考えられます．

**ビギナー PT**

わかりました．FRC をいかに下げることができるのかが，COPD 患者さんの呼吸困難の軽減につながるのですね．

**エキスパート PT**

そういうことです．こうした研究はまだまだ必要ですよ！ エビデンスを日本から世界に向けて発信するつもりで，がんばってください．

**ビギナー PT**

はい！！

> **正解** 横隔膜呼吸によって，かえって呼吸困難が強くなるのであれば，無理に指導しないほうがよい．呼吸練習では呼気に重点を置き，深くゆっくり呼出させることが重要である．他のコンディショニングには，口すぼめ呼吸，呼吸介助，呼吸筋ストレッチ体操，呼吸補助筋のマッサージなどがある．

## 解説

### 呼吸理学療法におけるコンディショニング

　コンディショニングとは，これまで肺理学療法や胸部理学療法といわれていた種目として捉えることができます．具体的な種目には，リラクゼーション，横隔膜呼吸，口すぼめ呼吸，胸郭可動域運動，呼吸介助などがあり，これらは呼吸パターンの修正や柔軟性のトレーニングを主な目的として行われます．現在では，呼吸理学療法や呼吸リハビリテーションの中心は運動療法となっており，コンディショニングは運動療法の導入を円滑にしたり，運動療法中の呼吸困難を軽減させたりする，いわば脇役的な位置づけにありますが，運動療法を成功させる鍵を握っているともいえます．

　呼吸理学療法の開始時のプログラム構成を図28-1に示しました．縦軸は重症度，横軸は導入時における1セッション内での各プログラムの割合を表しています．コンディショニングは，一般的には入院中の急性期の症例や重症例に対しての運動療法の導入として用いられます．重症例では呼吸運動パターンの異常，筋・関節の柔軟性の低下，筋力低下・筋萎縮，姿勢の異常などが認められるため，コンディショニングの必要性がより高くなります．しかし，軽症なほどコンディショニングは不要となり，高負荷の運動療法が可能になります．コンディショニングのエビデンスについては，RCTによりその効果が証明されておらず，現在のところ科学的証拠は不十分となっています．

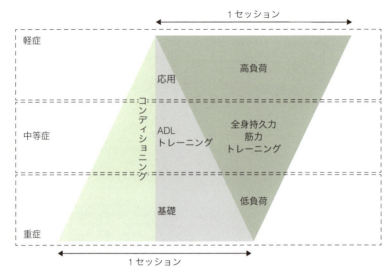

**図 28-1 開始時のプログラム構成**
[日本呼吸ケア・リハビリテーション学会，日本呼吸器学会，日本リハビリテーション医学会，日本理学療法士協会(編)：呼吸リハビリテーションマニュアル—運動療法，第2版，照林社，p4，2012 より引用]

## コンディショニングと肺気量分画

　コンディショニングのなかでも呼吸介助や呼吸筋ストレッチ体操などは，胸郭に対しては直接的にアプローチされます．この胸郭に対する直接的なアプローチは，欧米で行われることはあまりありませんが，日本では多くの施設で取り入れられています．そしてこの効果については，COPD 患者さんの機能的残気量(FRC)，残気量(RV)を減少させることが期待できます[5, 6]．この点が一般的に呼吸機能は改善しないとする欧米との違いでもあります．

　表 28-1 は本邦において，胸郭に対する直接的なアプローチを含む呼吸理学療法の効果について，メタ分析してまとめたものです．呼吸機能に注目すると，1秒率($FEV_1$%)に関しては効果が認められませんが，%肺活量(%VC)の ES が 0.27，RV の ES は－0.35 で有意に改善しています．つまり，気道閉塞の改善は認められませんが，肺活量や残気量など肺気量分画に対する有効性が示唆されたことになります．

　TLC が変わらずに FRC が減少すれば，IC が増えることになります．胸郭に対するアプローチは，FRC や RV を減少させ，相対的に IC や VC を増加させ

表 28-1　本邦における呼吸理学療法の効果(メタ分析の結果)

| | # of studies | # of patients | ES | 95% CI |
|---|---|---|---|---|
| %VC | 13 | 320 | 0.27 | 0.12〜0.43 |
| FEV$_1$ | 18 | 402 | 0.17 | 0.03〜0.32 |
| FEV$_1$% | 11 | 292 | −0.04 | −0.20〜0.12 |
| RV | 8 | 128 | −0.35 | −0.60〜−0.10 |
| PImax | 11 | 286 | 0.55 | 0.38〜0.72 |
| PEmax | 10 | 241 | 0.60 | 0.42〜0.79 |
| Chest Expansion | 5 | 95 | 0.76 | 0.47〜1.06 |
| 6 MWD | 18 | 428 | 0.65 | 0.50〜0.79 |
| Dyspnea | 7 | 154 | 0.76 | 0.52〜0.99 |
| Emotional function | 7 | 154 | 0.62 | 0.40〜0.85 |
| Fatigue | 7 | 154 | 0.53 | 0.30〜0.76 |
| Mastery | 7 | 154 | 0.54 | 0.31〜0.77 |

効果量(effect size：ES)の大小によって判定され，ES の有意差は，95％信頼区間(confidence interval：CI)で検討されます．95％ CI に 0 を含まなければ有意となり，p＜0.05 で有意差ありと同じ意味となります．
[高橋仁美：COPD を中心とした呼吸理学療法—EBM の適応と実践．理学療法学 35：412-416，2008 より引用]

る可能性があり，この点が呼吸困難の改善に有効に働いている可能性があると考えます．しかしながら，呼吸機能の改善機序などの検証はまだまだ不十分であり，今後，さらなる検討が必要です．

文献

1) 神津　玲：呼吸介助法．千住秀明，他(監)，石川　朗，他(編)：呼吸理学療法標準手技，pp92-95，医学書院，2008

2) 環境再生保全機構：呼吸筋ストレッチ体操．
https://www.erca.go.jp/yobou/pamphlet/form/04/pdf/ep002.pdf(2017. 5. 20 閲覧)

3) Campbell EJ, Howell JB：The sensation of breathlessness. Br Med Bull 19：36-40, 1963

4) 本間生夫：心身の調節と呼吸．心身健康科学 5：1-7，2009

5) Izumizaki M, et al：Immediate effects of thixotropy conditioning of inspiratory muscles on chest-wall volume in chronic obstructive pulmonary disease. Respir Care 51：750-757, 2006

6) 松本香好美，他：呼吸理学療法が重症肺気腫患者の肺気量に及ぼす即時的効果についての検討．総合リハ 32：577-582，2004

# Question 29

労作時の息切れの症状が強いCOPD患者さんです。運動療法を行うと息切れは増悪するので，気管支拡張薬の投与や酸素療法で様子をみています。この対応で問題ないでしょうか？

**エキスパートPT**
　さて，いかがでしょうか？　結構このようなケースは多いと思いますが….

**ビギナーPT**
　はい，確かに多いと思います．薬剤と酸素も投与されているので，運動によって息切れがかえって強くなるケースでは，これで様子をみる場合もあるとは思いますが，理学療法をやっている者としては，運動療法はぜひ取り入れてもらいたいところですね．

**エキスパートPT**
　そうですよね．このような運動によって息切れが強くなる患者さんで問題となるのは，日常生活で動くことを避けるようになって身体活動量が低下することです．そうすると運動能力が低下し，運動時の息切れは増悪するといった，<u>ディコンディショニングによる呼吸困難の悪循環(dyspnea spiral)</u>が形成されてしまいます．

**ビギナーPT**
　はい，わかります！　このdyspnea spiralを断ち切る必要があるわけですね．

**エキスパートPT**
　そのとおり！　運動療法は，このdyspnea spiralを断ち切る唯一の有効な方法なんです．運動療法は呼吸リハビリテーションの中核であって，COPD患者さんに対してはきわめて有効な治療として位置づけられています．ですので，COPD患者さんに運動療法を行うことは必須であって，運動療法を行わないと有効な治療をしたとはいえませんからね．

**ビギナー PT**

　うっ…（涙）．PT としてなんか嬉しい気持ちになりました．運動療法をしっかり行うことで，その効果が確実に期待できることは科学的に証明されているということですね．

**エキスパート PT**

　そういうことです☆ 運動療法は，薬物療法や酸素療法によって既に症状が改善している患者においても，さらに上乗せの改善効果を得ることができるとされています（図 29-1）[1]．私は臨床において，薬物療法や酸素療法を行っても呼吸困難の軽減がいまひとつの患者さんに対して運動療法を併用することで，効果が認められたケースもたくさん経験していますよ．

**ビギナー PT**

　よし！ がんばらなきゃ！！ では，本ケースのような場合に運動療法を導入する場合には，まずコンディショニングから行っていくのがよいのでしょうか？

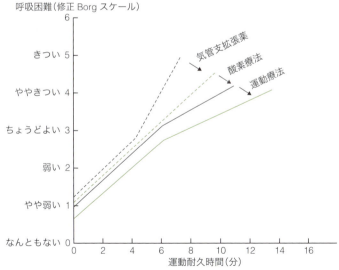

図 29-1　運動療法による呼吸困難改善の上乗せ効果

［American Thoracic Society：Dyspnea. Mechanisms, assessment, and management：a consensus statement. Am J Respir Crit Care Med 159：321-340, 1999 より引用］

**エキスパートPT**

それで結構ですよ．コンディショニングについてはこれまでも説明してきましたが，慢性呼吸器疾患に一般的に認められるディコンディショニングの状態を改善し，運動療法を効率的に行えるように身体の状態を整え，そして運動に対するアドヒアランスを高めるためにも有効です．また近年のコンディショニングの考えでは，呼吸練習や呼吸介助などの身体的な介入に加えて，メンタル面や薬物療法などの介入も示されています（表29-1）[2]．

**ビギナーPT**

運動療法を導入する際には，コンディショニングは補佐役として欠かせないわけですね．導入がうまくいったら，徐々に運動療法の割合を増やすようにすることでよいのですか？

**エキスパートPT**

そのとおり☆ 最初は運動療法によってその場ではむしろ息切れが強くなるので，コンディショニングをうまく併用しながら行うとよいでしょう．運動療法を継続して行うことで，運動時の息切れが緩和し，運動耐容能も改善してきますよ．

では，運動療法を処方する際ですが，実際にはどのようにしたらよいでしょうか？

**ビギナーPT**

これは，運動の種類や運動時間などを明確にする必要があると思います．

表29-1 新しいコンディショニングの考え方

| | |
|---|---|
| 1 | 身体的な介入 |
| 2 | メンタル面の介入<br>・モチベーションの向上<br>・アドヒアランスの向上<br>・運動に対する不安感の軽減　など |
| 3 | 薬物療法による介入<br>・呼吸機能の改善（定期服用，適切な吸入手技）<br>・必要例における運動療法前のSABA吸入　など |

SABA：short acting beta 2-agonist（短時間作用型 $\beta_2$ 刺激薬）
［日本呼吸ケア・リハビリテーション学会，日本呼吸器学会，日本リハビリテーション医学会，日本理学療法士協会（編）：呼吸リハビリテーションマニュアル―運動療法，第2版，p36，照林社，2012 より引用］

**エキスパート PT**
　そうですね．FITT は知っていますか？

**ビギナー PT**
　「適当な」とか，「ふさわしい」という意味の FIT ではないんですか？

**エキスパート PT**
　残念ながら，違いますね．運動療法を行う際には，個人に合った運動の頻度，強さ，時間，種類を決定する必要がありますが，FITT はこれらの頭文字をとったものです．つまり，FITT とは Frequency（頻度），Intensity（強度），Time（持続時間），Type（種類）のイニシャルなんです．

**ビギナー PT**
　そういうことですか！　わかりました．実際に運動療法を処方する場合には具体的にこれらを決めるわけですね．

**エキスパート PT**
　そうです．中等度の強度の場合は 1 日 30 分以上で週 5 日以上，高強度では 1 日 20〜25 分以上で週 3 日以上，中等度と高強度の組み合わせでは 1 日 20〜30 分以上で週 3〜5 日ぐらいが目標となります．また 1 回の運動時間は，必ずしも目標時間を継続して行う必要性はなく，10 分以上の運動を断続的に実施し，合計の運動時間が推奨の運動時間に達するようにしても問題はありません．種類では全身持久力トレーニングである有酸素運動，上下肢などの筋力増強となるレジスタンストレーニングなどがあります．

**ビギナー PT**
　なるほど…．ところで，運動強度について，一般的には高強度のほうが効果的だと聞きますが，やはり強ければ強いほどよいのでしょうか？

**エキスパート PT**
　運動強度の設定は最高酸素摂取量（peak $\dot{V}O_2$）の 40〜80％と幅が広いわけですが，確かに一般的には peak $\dot{V}O_2$ の 60〜80％の高強度のほうが，peak $\dot{V}O_2$ の 40〜60％の低強度に比べると効果的であるとされています（表29-2）．しかし，日本では対象者が欧米諸国より高齢であることや継続性のことを考えると，必ずしも高強度がよいとはいえませんね．む

表 29-2　高強度負荷と低強度負荷の比較

|  | 高強度負荷（high-intensity） | 低強度負荷（low-intensity） |
|---|---|---|
| 定義 | ・患者個々の peak $\dot{V}O_2$ に対して 60〜80％の負荷 | ・患者個々の peak $\dot{V}O_2$ に対して 40〜60％の負荷 |
| 利点 | ・同一運動刺激に対して高い運動能力の改善がみられ，生理学的効果は高い | ・在宅で継続しやすい<br>・抑うつや不安感の改善効果は大きい<br>・リスクが少ない<br>・アドヒアランスが維持されやすい |
| 欠点 | ・すべての患者に施行は困難（特に重症例）<br>・リスクが高いため，付き添い，監視が必要<br>・患者のアドヒアランス低下 | ・運動能力の改善が少ない<br>・運動効果の発現に長期間を要す |
| 適応 | ・モチベーションが高い症例<br>・肺性心，重症不整脈，器質的心疾患などがない<br>・運動時に $SpO_2$ が90％以上である | ・高度な呼吸困難症例<br>・肺性心合併例<br>・後期高齢者 |

［日本呼吸ケア・リハビリテーション学会，日本呼吸器学会，日本リハビリテーション医学会，日本理学療法士協会（編）：呼吸リハビリテーションマニュアル―運動療法，第2版．照林社，p48，2012 より引用］

しろ，低強度が現実的なことのほうが多いです．特にこれから運動療法を開始する例や重症例では低強度でなければできないのが普通です．2007年に発表された米国のガイドラインでは，運動療法は低強度，高強度どちらも臨床的に効果があると評価されており，推奨のグレード（1：強い，2：弱い）とエビデンスの強さ（A：高い，B：中等度，C：低い）の判定では，1A に位置づけられています[3]．また，『呼吸リハビリテーションマニュアル―運動療法，第2版』でも低強度の運動療法の有用性が示されていますよ[2]．

**ビギナー PT**
　少なくとも高強度でなければダメということではないのですね．むしろ，継続実施するアドヒアランス向上が重要ということでしょうか？

**エキスパート PT**
　そういうことですね．高強度での運動療法が可能な患者さんはもちろん問題ないと思いますが，高強度の処方によって脱落してしまったら意味がありません．低強度であっても脱落せずに継続して行うことを強調したほうがいいと思いますよ．

**ビギナー PT**
　では，運動強度を決める方法については，どうすればいいでしょうか？

**エキスパート PT**

　これにはいくつかの方法があります．①トレッドミルや自転車エルゴメータによる多段階運動負荷試験で peak $\dot{V}O_2$ の測定を行って，予測される最大心拍数から運動強度を決める方法，②6 分間歩行試験（6 MWT）や漸増シャトルウォーキングテスト（ISWT）から予測する方法，③心拍数を用いる最大心拍数（HRmax）法と心拍数予備（HRR）法から決定する方法などです．理想的には，多段階運動負荷試験によって peak $\dot{V}O_2$ の測定を行って設定するのが望ましいとは思いますが，現実には限られた施設でしか行えないでしょうね．また，6 MWT，ISWT から予測する方法や最大心拍数から運動強度を決める方法も残念ながら普及していない現状があります．

**ビギナー PT**

　そうすると，一般的な臨床現場ではどのようにしたらいいのでしょうか？

**エキスパート PT**

　自覚的運動強度（RPE）で決める方法がいいと思います．修正 Borg Scale（BS）による息切れの自覚症状を指標として運動強度を決定する RPE の方法はすぐに応用できますよ．Mahler ら[4]は，目標呼吸困難スコア（TDR）を指標として運動強度を決定する方法を提唱しています．この方法は，運動時の peak $\dot{V}O_2$ と呼吸困難が比例相関することを応用し，修正 BS を指標として BS 3（peak $\dot{V}O_2$ の 50％に相当）〜5（peak $\dot{V}O_2$ の 80％に相当），つまり TDR の 3〜5 の運動強度で処方する方法です．

**ビギナー PT**

　なるほど，これだと一般的な臨床現場でも応用ができますね．

---

**正解**　COPD 患者に運動療法を行うことは必須と考えてよい．運動療法の導入では，コンディショニングから行っていくとよい．

## 解説

### COPD に対する運動療法のエビデンスの変遷

1997 年以来，世界ではさまざまな呼吸リハビリテーションのガイドラインが発表され，その効果の検討は COPD を中心にして行われてきました．American College of Chest Physicians / American Association of Cardiovascular and Pulmonary Rehabilitation（ACCP/AACVPR）[3,5]，British Thoracic Society（BTS）[6]，Global Initiative for Chronic Obstructive Lung Disease（GOLD）[7]のエビデンスレベルの変化を表 29-3 にまとめました．

GOLD のガイドラインは，「Global」の意味からもわかるように，先進諸国のみばかりでなく世界的な規模で捉えられています．2001 年に発表されたエビデンスは A〜D の 4 段階で評価され，呼吸困難の軽減，運動耐容能の改善，健康関連 QOL（HRQOL）の向上，不安と抑うつの軽減，および入院回数と入院日数の減少が最も強い A レベルでした．生存率の改善のエビデンスについては，ACCP/AACVPR では C レベルであったのが[5]，B レベルにランクが上がりました[8]．2011 年の GOLD のガイドラインでは，増悪による入院後の回復を促進することがエビデンス B として加えられ，さらに 2013 年にはエビデンス

表 29-3　COPD に対する運動療法のエビデンスの変化

|  | ACCP/AACVPR (1997 年) | BTS (2001 年) | GOLD (2001 年) | ACCP/AACVPR (2007 年) | GOLD (2011 年) | GOLD (2013 年) |
|---|---|---|---|---|---|---|
| 下肢のトレーニング | A | A |  | 1A |  |  |
| 上肢のトレーニング | B | B | B | 1A | B | B |
| 呼吸筋トレーニング | B |  | C | 1B* | C | C |
| 呼吸困難改善 | A | A | A | 1A | A | A |
| 運動耐容能改善 | A | A | A |  | A | A |
| 健康関連 QOL 改善 | B | A | A | 1A | A | A |
| 抑うつ・不安の改善 |  |  | A |  | A | A |
| 入院回数と入院日数の減少 | B |  | A | 2B | A | A |
| 増悪による入院後の回復 |  |  |  |  | B | A |
| 生存率改善 | C |  | B |  | B | B |

＊吸気筋トレーニングをルーチンに行うことは支持しない．
エビデンスの強さ　A：高い，B：中等度，C：弱い，推奨レベル　1：高い，2：低い．
［高橋仁美：COPD 患者に対する呼吸理学療法の進歩．PT ジャーナル 47：963-972，2013］

A ランクに上がったので，GOLD のガイドラインでの A 評価は 6 項目となっています[7]．

## 呼吸器関連疾患に対する運動療法の有効性

現在のところ，運動療法の有効性が最も高い疾患は COPD であるとされています．しかし近年では，間質性肺炎など COPD 以外の呼吸器疾患でのその効果が認められてきており，それぞれの疾患における介入の推奨レベルが示されています(**表 29-4**)[2]．このなかで，間質性肺炎では，運動耐容能低下に下肢の骨格筋機能異常が関与することから，運動療法の長期効果は COPD よりは劣るとはされていますが，その有効性が強調されてきています．

## 運動療法の禁忌と中止基準

運動療法の禁忌は，運動に伴って酸素摂取量や循環血漿量が増大したり，呼吸や心仕事量の増大によって原疾患が悪化したりすることが予想される場合で，①不安定狭心症，発症から間もない心筋梗塞，非代償性うっ血性心不全，急性肺性心，コントロール不良の不整脈，重篤な大動脈弁狭窄症，活動性の心筋炎，心膜炎などの心疾患の合併，②コントロール不良の高血圧症，③急性全

**表 29-4 呼吸器関連疾患における介入の推奨レベル**

| 症状 | コンディショニング | 全身持久力トレーニング | 筋力(レジスタンス)トレーニング | ADL トレーニング |
|---|---|---|---|---|
| COPD | ＋＋ | ＋＋＋ | ＋＋＋ | ＋＋ |
| 気管支喘息 | ＋ | ＋＋＋ | | ＋ |
| 気管支拡張症 | ＋＋ | ＋＋ | ＋＋ | ＋ |
| 肺結核後遺症 | ＋＋ | ＋＋ | ＋＋ | ＋＋ |
| 神経筋疾患 | ＋＋ | | | ＋ |
| 間質性肺炎* | ＋＋ | ＋＋ | ＋ | ＋＋ |
| 術前・術後の患者 | ＋＋＋ | ＋＋＋ | ＋＋ | ＋ |
| 気管切開下の患者 | ＋ | ＋ | ＋ | ＋ |

空欄：現段階で評価できず，＋：適応が考慮される，＋＋：適応である，＋＋＋：適応であり有用性を示すエビデンスが示されている
＊病型や重症度を考慮し介入する必要がある．
[日本呼吸ケア・リハビリテーション学会，日本呼吸器学会，日本リハビリテーション医学会，日本理学療法士協会(編)：呼吸リハビリテーションマニュアル―運動療法，第 2 版，照林社，p7，2012 より引用]

表 29-5 運動療法の中止基準

| 呼吸困難感 | Borg CR-10 スケール　7〜9 |
|---|---|
| その他の自覚症状 | 胸痛，動悸，疲労，めまい，ふらつき，チアノーゼなど |
| 心拍数 | ・年齢別最大心拍数(220－年齢)の85%に達したとき(肺性心を伴うCOPDでは65〜70%)<br>・不変ないし減少したとき |
| 呼吸数 | 毎分30回以上 |
| 血　圧 | 高度にSBPが下降したり，DBPが上昇したとき |
| SpO$_2$ | 90%未満になったとき |

[日本呼吸ケア・リハビリテーション学会，日本呼吸器学会，日本リハビリテーション医学会，日本理学療法士協会(編)：呼吸リハビリテーションマニュアル―運動療法，第2版，照林社，p55，2012より引用]

身性疾患または発熱，④最近の肺塞栓症，急性肺性心，重度の肺高血圧症の合併，⑤重篤な肝・腎機能障害の合併，⑥運動を妨げる重篤な整形外科疾患の合併，⑦高度の認知障害，重度の精神疾患の合併，⑧他の代謝疾患(急性甲状腺炎など)です[2]．

　運動療法施行中の中止基準については，表29-5に示したとおりです．客観的には，SpO$_2$で90%未満，心拍数では年齢別最大心拍数(220－年齢)の85%が基準となりますが，通常と異なる呼吸困難，胸痛，動悸，極度の疲労，めまいなどの自覚症状が現れたら，ただちに運動を中止します．また，運動療法によって低酸素血症が生じる症例では，低酸素性肺血管攣縮を引き起こし，右心負荷を増強させる可能性があるため，酸素投与が必要となります．この際は，SpO$_2$が90%以上を維持できるように酸素流量を決めます．

## 文献

1) American Thoracic Society：Dyspnea. Mechanisms, assessment, and management：a consensus statement. Am J Respir Crit Care Med 159：321-340, 1999

2) 日本呼吸ケア・リハビリテーション学会，日本呼吸器学会，日本リハビリテーション医学会，日本理学療法士協会(編)：呼吸リハビリテーションマニュアル―運動療法，第2版．照林社，2012

3) Ries AL, et al：Pulmonary Rehabilitation：Joint ACCP/AACVPR Evidence-Based Clinical Practice Guidelines. Chest 131(5 Suppl)：4S-42S, 2007

4) Mahler DA，福地義之助：COPD患者に対する運動療法の実際―呼吸困難感を指標とした運動療法．COPD FRONT 3：242-254，2004

5) American College of Chest Physicians, American Association of Cardiovascular and Pulmonary Rehabilitation：Pulmonary rehabilitation：joint ACCP/AACVPR evidence-based guidelines. ACCP/AACVPR Pulmonary Rehabilitation Guidelines Panel. Chest 112：1363-

1396, 1997

6) British Thoracic Society Standards of Care Subcommittee on Pulmonary Rehabilitation : Pulmonary rehabilitation. Thorax 56 : 827-834, 2001

7) Romain A, et al : Global Strategy for the Diagnosis, Management, and Prevention of Chronic Obstructive Pulmonary Disease. NHLB/WHO Global Initiative for Chronic Obstructive Lung Disease (GOLD). Workshop report. Bethesda, National Heart, Lung and Blood Institute, 2001 ; Update of the Management Sections, GOLD website (www.goldcopd.com) updated : 2011, 2013

# Question 30

COPDの治療管理においては，運動耐容能はもちろんですが，身体活動性の向上が重要との認識が高まっています．なぜでしょうか？

**ビギナーPT**

「身体活動性」ですか？ 運動耐容能が改善すれば，身体活動性も向上するように思えるのですが…，そもそも身体活動とはどういったことを表しているのですか？

**エキスパートPT**

身体活動とは，家事などの日常生活活動（ADL）はもちろん，余暇に行う運動，仕事などを含めたあらゆる活動の総括といえます．すなわち，安静レベル以上のエネルギー消費に至る骨格筋の活動によってもたらされるすべての身体的な動きということになります．

**ビギナーPT**

そうすると，食事，掃除，入浴，散歩，通勤，ジョギング，テニス，ゴルフなどなど，その人のありとあらゆるすべての活動ということになりますね．

**エキスパートPT**

そうです．これまでのリハビリテーションのゴールは主に運動耐容能やADLに焦点を当てていたように思います．しかし，近年はこの身体活動も注目されているんです．

ということで，この理由を考えてみましょう，という設問です．

**ビギナーPT**

う〜ん…，身体活動は生活全体をみているのに対して，運動耐容能やADLは，ある意味で部分的なところをみているということでしょうか….

**エキスパートPT**

ちょっと的外れですね（汗）．では，まず6分間歩行テスト（6 MWT）による運動耐容能とBarthel index（BI）によるADLのそれぞれの評

価について考えてみましょうか．これらはどのようにして評価したり，点数をつけたりしていますか？

**ビギナーPT**

6 MWTは，6分間でどれだけ長い距離を歩けるかどうか，BIは食事や移動などが「できるか，できないか」によって，評価したり，点数をつけたりしています．

**エキスパートPT**

そうですよね．これらは，どれくらいできるのか，またはできないのか，といった，能力を評価しているわけですよね．つまり，能力指標なんです．一方，身体活動性は生活習慣の評価といってもいいわけです[1]．

**ビギナーPT**

なるほど…．どの程度できるのか，できないのか，という評価ではなく，どの程度しているか，していないのか，という感じなんですね．

**エキスパートPT**

そんな感じです．例えば，日中はほとんどベッド上でテレビを観て生活していますが，ADLはやればすべて自分でできる場合のBIと身体活動性の評価を考えてみましょうか．

**ビギナーPT**

ADLはすべてやればできるのでBIでは100点になりますが，身体活動性としてはほとんどベッド上にいるだけなので，非常に低い点数になるということですね．

**エキスパートPT**

そういうことです．ですので，<u>運動耐容能が改善すれば，身体活動性も向上するとは必ずしもいえないわけですよ</u>．

**ビギナーPT**

なるほど，そういうことですね．でも，なぜ身体活動性がそれほど注目されてきているのでしょうか？

**エキスパートPT**

これまで運動耐容能はCOPDにおける生命予後に密接に関係するということで[2]，COPDの呼吸リハビリテーションのアウトカムとして重要な評価項目として用いられてきたことは事実ですが，生活習慣とし

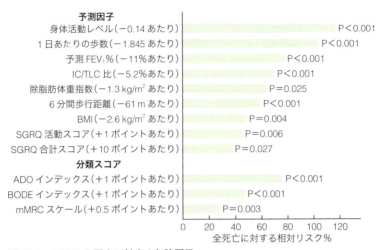

**図 30-1** COPD の死亡に対する危険因子
［Waschki B, et al：Physical activity is the strongest predictor of all-cause mortality in patients with COPD：a prospective cohort study. Chest 140：331-342, 2011 より引用］

ての身体活動性は運動耐容能よりも生命予後とより強く結びついていることが明らかとなりました．身体活動性を測定して予後との関連を検討した研究では，身体活動レベルは COPD 死亡の最大の危険因子であり(図30-1)，また高活動群に比べて低活動群の予後が有意に低下している(図30-2)ことが示されました[3]．これらの報告から身体活動性は世界的にも注目され，改訂された日本呼吸器学会のガイドラインでも6つの管理目標の1つに「運動耐容能と身体活動性の向上と維持」と表記されています[4]．

**ビギナー PT**
　そういうことですか．運動耐容能が重要な指標であることには変わりはないのでしょうが，それ以上に身体活動性が大切であるということですね．だから，身体活動性が注目されているわけですか….
　では，身体活動性の評価はどのようにして行うのでしょうか？

**エキスパート PT**
　実は，現時点において身体活動性の評価法で確立した標準法は存在しないんですよ．そうしたなかでも，質問票，歩数計，加速度計，代謝モニターなどが用いられています．ただ，質問票は手軽に行える評

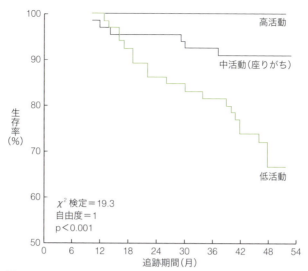

図30-2 COPDの各身体活動レベルにおける生存率
[Waschki B, et al：Physical activity is the strongest predictor of all-cause mortality in patients with COPD：a prospective cohort study. Chest 140：331-342, 2011 より引用]

価法である反面，患者自身の想起による主観的な評価が主体であるため，妥当性や信頼性に限界があります．代謝モニターは精度が高く，研究用としては有用ですが，実際の臨床で使うのはなかなか難しいのが現状です．ですので，歩数計や加速度計を用いて評価するのが一般的ですよ．

**ビギナー PT**
歩数計か加速度計で評価すれば，まずいいわけですね．でも，歩数計よりは加速度計のほうがいいんですよね？

**エキスパート PT**
そうですね．歩数そのものも十分に身体活動性の評価指標とすることが可能ですので，まあ歩数計でもよいのですが，エネルギー消費量を正確に評価できる加速度計のほうがもっといいでしょうね．また，加速度センサーには，1方向だけ感知できる1軸，XYの2方向を感知できる2軸，XYZの3方向を感知できる3軸がありますが，3軸の加速度計で評価した結果は，1軸や2軸の加速度計で評価した結果より精度が高いので，可能であれば3軸加速度計の使用を推奨します．

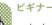
**ビギナー PT**

わかりました．それで，実際に評価する場合，例えば，働いている人などでは休日はあまり動かないと思いますし，働いていない人でも雨天時や冬季も活動量が低下すると考えられますよね．いつ測定するかによってもデータにばらつきが生じるとのではないでしょうか？

**エキスパート PT**

確かにそうですね．季節，天候，休日，それと測定する必要日数はデータの信頼性に影響します．私の勤務先では，特別な行事があった日，雨・雪などの天候の悪い日，それと休日や祝日を除いた3日間のデータを抽出しています．これ以外にも身体活動性には，さまざまな因子が関係しているので，今後さらなる検討が必要ですね．

**ビギナー PT**

確かにそうですよね…．ところで，話がもとに戻るのかもしれませんけど，「身体活動性は生命予後と強く結びついている」ということでしたが，なぜ，身体活動性が向上すると生命予後が改善するんだろう？と素朴に思いました．この辺はどうなんでしょうか？

**エキスパート PT**

そこですね☆　いい質問だと思います．実はCOPDにおける炎症は肺に限局したものではなく，全身性に認められるんです．COPDという病気は，肺のみの問題ではではないんです．全身性炎症と関係しており，合併症もこの全身性炎症を基礎病態としていることが明らかにされていますよ[4, 5]．つまり，この慢性全身性疾患（chronic systemic inflammatory syndrome）が，COPDの全身併存症をもたらすということです．別な言い方をすれば，<u>COPDは呼吸器疾患におけるメタボリックシンドローム</u>のようなイメージなんですね．ちなみに，内臓肥満によってCOPD発症のリスクが増加し，身体活動が高いほどCOPD発症のリスクが減少するということから，COPD発症機転に内臓脂肪が関連する可能性があるという報告[6]もありますよ．

**ビギナー PT**

なるほど…，COPDは肺の炎症性疾患であると同時に，種々の併存症を伴う全身性疾患として捉えられていて，そして，身体活動性の低下がCOPDの発症と関係している可能性があるということですね．

**エキスパート PT**

そういうことです．一般的に身体活動性の低下は全身性炎症を引き起こすことが示唆されていますが，COPD についても全身併存症の発症機序には身体活動性の低下が関係していると考えられています．そして，身体活動性の向上は，抗炎症効果の可能性があるということから，身体活動性が COPD の病態に及ぼす影響について注目が集まってきているわけです．

**ビギナー PT**

ふ～ん，なるほど．すごいですね．でも，身体活動性の向上と抗炎症を結びつけるのは何でしょうか？ メカニズムというか…．

**エキスパート PT**

実は，近年の研究から，骨格筋は「マイオカイン（myokine）」と呼ばれサイトカインを分泌する内分泌組織であることが明らかになってきていて，このマイオカインが抗炎症効果などの作用があると考えられているんですよ[7]．これに関連した報告に，身体活動性を1日の歩数で評価した結果，身体活動性が高いほど血漿中 CRP およびインターロイキン6（IL-6）値が減少することを示したものもあります[8]．これは，歩行を主体とした身体活動性の向上が全身性炎症の抑制に有効であることを示唆していると考えられるわけです．

**ビギナー PT**

すごい！ 骨格筋がマイオカインという抗炎症作用のあるホルモンを出す…となると，私たちが骨格筋を刺激すると，筋肉から抗炎症の薬が出てくるようなイメージですよね．なんか，嬉しい気持ちになります．

**エキスパート PT**

そうですね☆ ということで，身体活動性と生命予後が強く結びついているのは，マイオカインの可能性が高いというわけです．マイオカインの分泌は，慢性疾患のリスク減少と死亡率の減少に寄与しているとされていますが[9]，COPD も同様のことが考えられ，そのメカニズムの解明と臨床応用が大いに期待されるところですね．

**ビギナー PT**
　理学療法士にまた新たな光が差し込んだ感じです．よ～し！ がんばらないと！

> **正解**　身体活動性は運動耐容能よりも生命予後とより強く結びついていることが明らかとなったため．

## 解説

### COPDの全身炎症

　COPDにおける炎症は肺のみならず，全身性にも認められる現象です．増悪期はもちろんですが，安定期の患者においても血中のTNF-αやIL-6などの炎症性メディエータやCRPが増加しています．このような全身性炎症を反映した所見は，栄養障害，骨粗鬆症，骨格筋機能障害，心血管障害，代謝性疾患の発症要因と関連しています（図30-3）．

　COPDの全身性炎症の発症機序としては，末梢の気道炎症による炎症性サイトカインが全身の循環に漏れ出てくることが原因とするspill over説があります[10]．しかしながら，全身性炎症の程度とCOPD自体の重症度が必ずしも一致しないなど，この仮説で説明するには無理なところがあります．また，肺における炎症と全身での炎症は異なった制御を受けている可能性なども想定されていて，現時点においては全身性炎症の発症メカニズムは明確に解明されていません．

### 身体活動性の低下と全身併存症

　近年，身体不活動と全身に及ぼす影響との関連が明らかにされてきています．日常身体不活動は全身性炎症を介して，さまざまな疾患を惹起します．身体不活動は内臓脂肪の蓄積および内臓脂肪へのマクロファージの浸潤により慢性の全身性炎症を来し，そして，全身性炎症はインスリン抵抗性，動脈硬化，

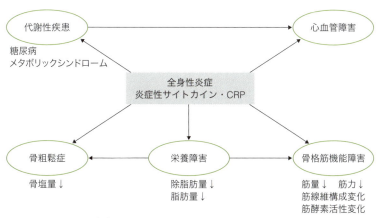

**図 30-3　COPD の全身炎症と systemic effect**
[日本呼吸器学会 COPD ガイドライン第 4 版作成委員会(編)：COPD(慢性閉塞性肺疾患)診断と治療のためのガイドライン，第 4 版．メディカルレビュー社，2013 より引用]

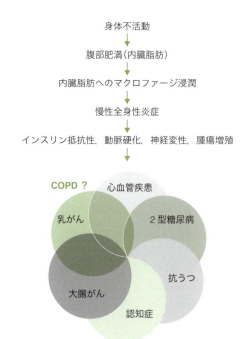

**図 30-4　身体不活動がもたらす影響(仮説)**
[Pedersen BK：Muscles and their myokines. J Exp Biol 214：337-346, 2011 より改変]

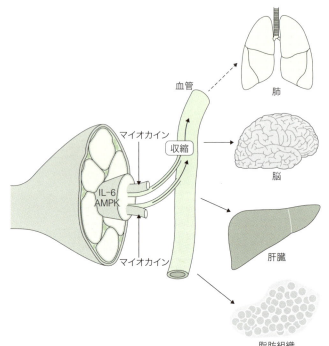

**図 30-5　内分泌臓器としての骨格筋収縮による全身への影響**
[Pedersen BK：Muscles and their myokines. J Exp Biol 214：337-346, 2011 より改変]

神経変性，腫瘍増殖などを引き起こして，心血管疾患，2 型糖尿病，抑うつ，認知症，大腸がん，乳がんなど種々の疾患からなる不活動症候群(the diseasome of physical inactivity)が形成されるとされています[7]．このように，身体不活動を基点として慢性全身性炎症，さらには多くの全身性疾患が惹起されるわけですが，COPD においても，その発症リスクを増加させると考えられます(図 30-4)．

## 骨格筋とマイオカイン

　近年の研究によって，骨格筋は「マイオカイン」と呼ばれるサイトカインを分泌する内分泌組織であることが明らかになってきています．筋肉の収縮によって，IL-6 や AMP 活性化プロテインキナーゼ(AMPK)などの骨格筋由来のサイ

トカインが放出されることが明らかになってきています[11]．脂肪組織の分解促進，インスリン感受性の向上，抗腫瘍作用，降圧，抗うつなどの臨床的な効果が示されてきており，骨格筋収縮による脂肪組織，肝臓，脳への作用を説明しうるマイオカインが次々と同定されてきており，肺に対する好ましい作用の可能性もあると期待されます(図30-5)．身体活動性の向上は，全身性炎症の対策としても非常に重要であり，今後さらに検討していく必要があります．

## 文献

1) Wouters EF, et al：Survival and physical activity in COPD：a giant leap forward! Chest 140：279-281, 2011
2) Myers J, et al：Exercise capacity and mortality among men referred for exercise testing. N Engl J Med 346：793-801, 2002
3) Waschki B, et al：Physical activity is the strongest predictor of all-cause mortality in patients with COPD：a prospective cohort study. Chest 140：331-342, 2011
4) 日本呼吸器学会 COPD ガイドライン第4版作成委員会：COPD（慢性閉塞性肺疾患）診断と治療のためのガイドライン，第4版．メディカルレビュー社，2013
5) Fabbri LM, et al：From COPD to chronic systemic inflammatory syndrome? Lancet 370：797-799, 2007
6) Behrens G, et al：Body size and physical activity in relation to incidence of chronic obstructive pulmonary disease. CMAJ 186：E457-469, 2014
7) Pedersen BK：The diseasome of physical inactivity—and the role of myokines in muscle—fat cross talk. J Physiol 587：5559-5568, 2009
8) Moy ML, et al：Daily step count is associated with plasma C-reactive protein and IL-6 in a US cohort with COPD. Chest 145：542-550, 2014
9) Pedersen BK, Febbraio MA：Muscles, exercise and obesity：skeletal muscle as a secretory organ. Nat Rev Endocrinol 8：457-465, 2012
10) Barnes PJ, Celli BR：Systemic manifestations and comorbidities of COPD. Eur Respir J 33：1165-1185, 2009
11) Pedersen BK：Muscles and their myokines. J Exp Biol 214：337-346, 2011

# 索引

## 和文

### あ・い
アシデミア　137
アルカリ血症　137
アルカレミア　137
安定期の高二酸化炭素血症　166
息切れ　70

### う
ウィーニング　195, 196, 201
右左シャント　124
右心不全　95
運動による息切れ　214
運動療法　214
　　　─, COPD に対する　220
　　　─, 呼吸器関連疾患に対する　221
　　　─ の禁忌　221
運動療法施行中の中止基準　222

### え・お
エア・ブロンコグラム　33
横隔膜呼吸　204
横隔膜の可動範囲　118
横隔膜の高さ　118

### か
解剖学的死腔　2
下気道　7
下気道狭窄　9
拡散障害　124
ガス交換　2
下側肺障害の障害領域　112
過膨張　86
下葉　18
簡易酸素マスク　132
換気, 人工呼吸器の設定　188

換気血流比の不均等　124
換気障害　35, 40
換気不全　177
換気補助療法　177
陥没呼吸　10

### き
器械換気　185
気管牽引　87
気管支体操　25
気管短縮　85
気管の触診　87
吸気時の肋間の陥凹　90
吸気性呼吸困難　7
吸気肺活量　35
吸入気酸素濃度　132
胸水　27, 32
　　　─ の X 線写真　32
胸部 X 線写真　27
気流閉塞　38
季肋部の陥凹　90

### く
区域気管支　26
口すぼめ呼吸　206

### け
頸静脈の怒張　95
経皮的動脈血酸素飽和度　80
血液ガス分析　119, 136, 142

### こ
高酸素血症　169
高酸素性肺傷害　174
拘束性換気障害　40
高二酸化炭素血症　157

高濃度酸素性肺傷害　171
高流量式鼻カニュラ酸素療法　159
高流量システム　132, 153
誤嚥　13
誤嚥性肺炎　12
鼓音　117
呼気性呼吸困難　7
呼気肺活量　36
呼吸音の分類　105
呼吸介助　207
呼吸器関連疾患に対する運動療法　222
呼吸機能検査　35
呼吸筋ストレッチ体操　209
呼吸困難　7, 70
　── の軽減　204
呼吸障害　35
呼吸数　2, 80
呼吸性アシドーシス　142
呼吸性アルカローシス　142
呼吸調節機構　77
呼吸の効率　2
呼吸パターン　148
呼吸不全　78, 124
呼吸補助筋のマッサージ　209
呼吸理学療法　184
混合性換気障害　40
コンディショニング　204, 211, 215

さ
在宅酸素療法　161
酸塩基平衡　137
　── の指標　142
酸塩基平衡障害　136
酸血症　137
酸素化，人工呼吸器の設定　188
酸素解離曲線　60, 169
酸素化の評価　133
酸素吸入　128, 148
酸素吸入量　132

酸素中毒　171, 174
酸素投与　132
酸素飽和度　57
酸素ボンベ　63
酸素流量　148, 154, 161
酸素療法　176

し
シクソトロピー　209
下側肺障害の障害領域　112
自発呼吸　185
自発呼吸トライアル　197
斜裂　18
修正 Borg スケール　74, 76
修正 MRC 息切れスケール　74
主気管支　15
上気道　7
上気道狭窄　10
上葉　18
人工呼吸　191
人工呼吸器　177, 184, 192
　── の設定　188
身体活動性　224
心濁音界　113

す
水平裂　18
スクイージング　187
スパイロメータ　35

せ・そ
清音　117
生命予後　225
舌区　18
早期離床　187

た
体位ドレナージ　187
体位変換　187

236

代謝性アシドーシス　143
代謝性アルカローシス　143
代償　141
代償作用　143
代償性呼吸性アシドーシス　141
体表解剖　18
対標準1秒量　35
濁音　117
打診　112

### ち
チアノーゼ　55
中心性チアノーゼ　62
中葉　18
聴診　101
調節換気　186

### て
低酸素血症　78, 97, 124
低酸素性肺血管収縮　97
低流量システム　132, 153

### と
同期式間欠的強制換気　185
動脈血液ガス分析　119, 136, 142
動脈血酸素飽和度　55
動脈血二酸化炭素分圧　49
特発性肺線維症　104
トラキアルタッグ　87
努力呼出曲線　36
努力性肺活量　35

### ね
ネーザルハイフロー　159
捻髪音　102

### は
肺炎　33
肺音の分類　105

肺過膨張　205
肺肝境界　113
肺気量分画　39, 212
肺区域　26
肺高血圧　98
肺性心　98
排痰手技　187
肺の構造　18
ハイフローセラピー　159
肺胞換気式　51
肺胞換気量　2, 50
肺胞気式　51
肺胞低換気　124
肺葉　18
鼻カニュラ　128, 129, 148

### ひ・ふ
頻呼吸　81
部分代償性呼吸性アシドーシス　176
フローボリューム曲線　42
分時換気量　2

### へ・ほ
閉塞性換気障害　7, 38, 40
閉塞性肺疾患　7
閉塞性パターン　45
ヘモグロビン　56
ベルクロラ音　101
ヘンダーソン・ハッセルバルヒの式　139
補助/調節換気　185

### ま・む
末梢性チアノーゼ　62
無気肺　27, 32, 174
　── のX線写真　32

### ら・り・ろ
ラ音　108
リザーバー付き酸素マスク　133

237

量規定換気　186
労作時の息切れ　214
肋間の陥凹　90

### 記号・数字

%FEV$_1$　35
%VC　35
%肺活量　35
1回換気量　2
1秒率　37
1秒量　35
II型呼吸不全　161

### 欧文

**A**

A–aDO$_2$　120, 128
ABCDEバンドル　196, 201
A/C　185

**C**

CMV　186
CO$_2$ナルコーシス　153, 154, 161
COPD　42, 85, 214
―― に対する運動療法　221
―― の急性増悪　176
―― の急性増悪期　154
―― の全身炎症　230
―― の治療管理　224

**F**

FEV$_1$　35
FEV$_1$%　37
fine crackles　102

**FI**O$_2$　148
FITT　217
FVC　35

**H**

Hoover's sign　90
Hoover徴候　90

**I**

ICU　196

**N**

NPPV　172, 177

**P**

PaO$_2$/FIO$_2$ ratio　131
permissive hypercapnia　193
P/F比　131
pH　137, 162
PSV　195

**S**

SBT　197
SIMV　185
SpO$_2$　80

**V**

$\dot{V}_A$　2
VAS　74, 75
VCV　186
V$_D$　2
$\dot{V}_E$　2
V$_T$　2

238